医疗与健康运作管理丛书

丛书主编 李金林 冉 伦

HEALTHCARE OPERATIONS MANAGEMENT FROM THE PERSPECTIVE OF RESOURCE OPTIMIZATION

资源优化视角下的医疗运作管理

褚宏睿 著

北京理工大学出版社
BEIJING INSTITUTE OF TECHNOLOGY PRESS

内 容 简 介

医疗运作管理已成为管理科学与工程领域的研究热点，在大数据时代的背景下相关研究成果丰富。本书介绍了门诊预约调度、病床分配、医疗检查设备以及分级诊疗等问题的优化建模与分析方法，主要内容包括：考虑患者服务时间不确定的门诊预约调度、考虑住院时间不确定的病床分配、考虑患者两阶段医疗服务过程的病床分配、医疗检查显影剂库存优化和分级诊疗的上转决策与收益共享机制。

本书可为医疗运作管理领域的相关学者提供参考。

图书在版编目(CIP)数据

资源优化视角下的医疗运作管理 / 褚宏睿著. -- 北京：北京理工大学出版社，2022.2

(医疗与健康运作管理丛书 / 李金林，冉伦主编)

ISBN 978-7-5763-0822-8

Ⅰ. ①资… Ⅱ. ①褚… Ⅲ. ①医疗卫生服务-运营管理-研究 Ⅳ. ①R197

中国版本图书馆 CIP 数据核字(2022)第 010856 号

出版发行 / 北京理工大学出版社有限责任公司
社　　址 / 北京市海淀区中关村南大街 5 号
邮　　编 / 100081
电　　话 / (010) 68914775 (总编室)
(010) 82562903 (教材售后服务热线)
(010) 68944723 (其他图书服务热线)
网　　址 / http://www.bitpress.com.cn
经　　销 / 全国各地新华书店
印　　刷 / 三河市华骏印务包装有限公司
开　　本 / 710 毫米×1000 毫米　1/16
印　　张 / 9
字　　数 / 139 千字
版　　次 / 2022 年 2 月第 1 版　2022 年 2 月第 1 次印刷
定　　价 / 66.00 元

责任编辑 / 申玉琴
文案编辑 / 申玉琴
责任校对 / 周瑞红
责任印制 / 李志强

前　言

一直以来，医疗卫生部门都是保证人类健康的重要部门，并且随着人们对健康要求的不断提高，医疗服务需求日益增长。尽管近年来各国的医疗投入巨大，但全球性的医疗资源紧缺问题仍然非常突出。我国的“看病难、看病贵”情况更是长期存在，同时医疗资源在各级医疗机构间分配的失衡和不协调问题突出，优质医疗资源过度集中在大型三甲医院，导致这些医院人满为患，而社区、基层医院资源闲置，患者稀少。

运作管理理论关注系统的优化和效率提升，在提高医疗资源使用效率方面具有天然的优势，在当今大数据时代的背景下，更是取得丰富的成果。为此，在医疗资源紧缺与分布不平衡的背景下，本书基于运作管理的相关理论与方法，针对医疗服务中的几个典型问题展开建模与分析研究。第 1 章为绪论，介绍了医疗服务的供需矛盾以及管理科学在医疗领域的应用。第 2 章回顾了医疗运作管理的研究现状。第 3 章、第 4 章介绍了考虑服务时间不确定的门诊预约调度研究。第 5 章、第 6 章分别从住院时间不确定和患者两阶段就诊过程两个方面研究了病床优化分配问题。第 7 章介绍了医疗影像检查药剂的库存优化问题。第 8 章介绍了分级诊疗系统的转诊决策与激励问题。

感谢北京理工大学管理与经济学院李金林教授、冉伦教授，清华大学经济管理学院陈剑教授等多年来对作者的帮助和支持。感谢北京理工大学出版社为本书的撰写和编辑提供的帮助。本书得到了国家自然科学基金项目（No. 71432002，71972012，72101165）和首都经济贸易大学市属高校基本科研业务费专项资金（XRZ2020015）的资助。

由于作者水平有限，本书难免出现错误与不妥之处，欢迎读者批评指正。

目　录

图目录

表目录

第1章　绪　　论

1.1　医疗服务的供需矛盾

医疗资源供给有限是全球医疗服务行业面临的共同问题，设计一个全民可获得、服务质量高并且经济可负担的医疗服务系统，不仅是发达国家和地区，也是新型经济体面临的主要挑战。过去40年，发达国家将约一半投资增量放在了医疗健康行业，并且增加的资金投入主要用在了医院运营管理中[1]。据统计，经济合作与发展组织（OECD）国家的医院花费占到医疗健康总支出的约33%[2]。尽管各国的医疗资金投入巨大，但在医疗实践中，常常连最基本的服务可及性都难以得到有效的保证，就诊等待时间延长现象越来越严重，尤其是对于非急诊医疗服务，如英国非急诊手术的等待时间普遍在三个月以上，最长会达到一年[3]。医疗资源紧缺已成为全球性问题。

我国的医疗资源不足问题同样严重。经过三十多年的快速发展，我国的国民经济水平得到了飞速提升，居民生活水平不断提高，居民的医疗保健意识不断增强，医疗服务需求快速增长。同时，经济和科技的发展也极大地提高了我国整体的医疗服务水平，进而促进了人口平均寿命的增长，加之青年人口比例的不断下降，使我国快速进入了老龄化社会，看病难问题日益突出。根据《中国老龄事业发展报告》统计，2013年中国老年人口数量达到2.02亿，占全国人口的14.8%[4]；国家统计局发布的2014年国民经济和社会发展统计公报显示，2014年年末我国60周岁及以上人口占总人口比重为15.5%；65周岁及以上人口占到10.1%，首次突破了10%[5]；

中国保险行业协会发布的《2015 中国职工养老储备指数大中城市报告》显示，我国的人口老龄化问题对行业和企业的发展影响程度较为严重[6]。当前中国的老龄化问题具有老年人口基数大、增速快、高龄化等特点，严峻的养老问题进一步加剧了医疗服务的供需矛盾。

为了更好地解决目前医疗服务行业存在的问题，早在 2009 年 4 月，国务院就发布了《中共中央国务院关于深化医药卫生体制改革的意见》，揭开了我国新一轮医药卫生体制改革的序幕。此次医改提出了保基本、强基层、建机制的基本原则，以满足全民的基本医疗服务、维护社会公平正义、提高人民生活质量为目标。全民医疗需求的增加、老龄化社会的到来以及新一轮医疗改革的实施，都对我国的医疗卫生行业提出了新的要求。在这种背景下，中国的医疗服务行业面临着诸多的挑战。

医疗服务以现代医学为基础，针对心理和生理疾病提供相应的预防、诊断和治疗方法。按照现代医学的分类，医疗服务大致可分为临床医疗服务、医疗检查服务、医疗预防服务以及医疗保健服务、康复服务，等等。同时居民可接受的医疗服务水平高低直接影响了其生命健康状况，因此医疗服务行业是关系到国计民生的重要行业。自改革开放以来，中国的医疗服务行业已经经历了多次变革，从改革开放初期的民营医疗市场兴起，到 1990 年前后的医疗市场化改革，再到 2000 年对医疗机构实行的分类补贴政策以及 2009 年新医改方案的提出，中国的医疗卫生体制发生了翻天覆地的变化。但是我国由来已久的“看病难、看病贵”问题，虽然经历了近 30 年的医疗改革，一直未得到有效的解决[7]，并且在当前的医疗服务市场环境下，如果不采取有效的医疗运作管理方法，这一问题还会持续存在。其中居民反映最强烈的“看病难”问题主要体现在门诊挂号难、住院床位紧缺、医疗检查不及时等方面。

门诊是最主要的提供医疗服务的场所，也是“看病难”问题最集中的场所。当前我国门诊看病普遍存在“三长两短”现象[7]：排队挂号、交费和拿药的时间长，医生问诊和检查时间较短。统计数据显示，医生的有效诊疗时间只占门诊时间的 10%～15%。此外医疗门诊服务还存在专家号稀缺、医生普遍工作超时等现象。

住院病床是病人更好地接受治疗、休养的最基本、最重要的设施，病床资源直接影响到患者的康复情况。当前医院病房也普遍存在床位不足的情况，通常采取加床的方式暂时缓解。但是住院病床需要配以一定比例的医护人员以及相关设备，简单的通过加床等方式往往使得病房过于拥挤，同时造成人员设备供给不足，影响患者的治疗恢复。虽然也有部分地区提出通过“家庭病床”“社区病床”等方式来解决医院病床不足的问题，但是同样存在着医护人员和医疗设备不足的问题。

医疗检查归属于医技科室，是指运用专门的诊疗技术和设备协同临床科室诊断疾病的活动，一般包括患者样本检查、放射检查、病理检查等。随着科学技术的发展，医疗检查的准确性越来越高，同时需求也越来越大，长时间的检查排队等待现象普遍；而对于一些高价值医疗检查设备，如核磁共振（MRI）、正电子断层扫描（PET）、计算机断层扫描仪（CT）来说，患者在进行检查之前通常需要注射放射性药物，一旦药物不足就会降低检查效率、增加患者检查等待时间；同时这些高价值检查设备通常配置在实力较强的大型医院，造成大量外地患者前来就诊。以首都医科大学附属北京天坛医院为例，该院核磁共振科室每天都要做数百个检查，但仍不能满足患者的需求，预约后常常需要一周时间才能接受检查。

人口的老龄化、居民生活水平和健康意识的提高，以及全民医保制度的推进，共同驱动了医疗服务市场的迅速扩张。根据国家卫生和计划生育委员会2014年公布的数据显示，我国2013年卫生消费总额为3.2万亿元，是2004年的4.2倍，年复合增长率达17.2%[8]。相比之下，医疗服务供给的增长却十分缓慢。根据《中国统计年鉴2020》的数据显示，全国医疗卫生机构总诊疗人次则由2004年的39.91亿人次增加到2019年的87.2亿人次，然而同期每千人平均医师数量仅从1.48人增长至2.77人，医疗资源的投入明显落后于医疗服务的需求[9]；同时我国医疗服务产业占国内生产总值GDP的比例仅为5%左右，长期低于世界10%的平均水平[10]。在医疗需求不断增长的背景下，医疗服务投入的不足进一步造成了医疗服务供需矛盾的加剧。总的来说，当前中国医疗服务市场的特点是需求快速增长、规模迅速扩大，但供给不足、缺乏多元多样的医疗服务。医疗服务市场的这些特点从一定程度上造成了居民“看病难、看病贵”的问题。

缓解就诊等待等“看病难”问题最直接的思路是扩大医疗机构的服务能力，增加医疗服务供给。但在实践中，医疗服务能力的增加存在诸多限制，实际操作中常常不可行。主要原因在于：第一，增加医院服务能力需要额外购置昂贵的医疗设备，对于政府的财政支出造成很大的压力[11]；第二，医疗设施的建设周期长，同时增加服务能力还涉及医护人员的培养，短时间内难以达到高效运行的状态。在各国政府更关注短期内提升医疗服务效率的状况下，缺乏长期规划的主动性[12]。因此，通过运作管理方法合理配置医疗资源、提高医疗服务效率成为全球共识。

除了医疗资源不足，当前我国医疗服务系统存在的另一大问题是资源分配结构上存在比较严重的失衡和不协调：一方面优质医疗资源过度集中在大型三甲医院，导致患者倾向于前往大医院就诊，三甲医院人满为患；另一方面下级社区医院、基层医院资源闲置，患者稀少[13]。医疗资源结构的失衡使我国的医疗服务网络呈现出不合理的"倒金字塔"型结构，大量优质医疗资源长期被用于服务常见病、慢性病患者，优质医疗资源使用效率低下，进一步加剧了"看病难、看病贵"问题。

总的来说，造成"看病难"问题的原因可归纳为三个：一是医疗需求，尤其是高质量的医疗需求不断增加[10]；二是当前我国的医疗资源分布不均，先进的诊疗设备和高水平的医护资源都集中在大城市，并且没有形成有效的分级诊疗制度[14]；三是当前医疗服务机构缺乏科学的统筹管理，运作效率普遍较低[15]。这些原因共同造成了医疗服务的供需矛盾。就目前我国医疗服务行业来讲，医疗需求，尤其是高质量医疗需求的增加是经济、社会发展的必然趋势。而医疗投入和分配的改善是一个循序渐进的过程，还无法在短时间内得到有效解决以满足不断增加的需求，因此医疗服务的供需矛盾在短时间内无法得到根本解决。在现有医疗资源条件下，通过提高医疗机构服务效率来缓解供需矛盾是一个有效可行的方法，而通过优化医疗资源配置来提高医疗资源使用效率是提高医疗机构服务效率、促进医疗服务升级的重要手段，也是新一轮医疗体制改革的重要任务。这一改革思路在国家出台的系列医疗相关文件中得到了体现，如 2009 年 3 月国务院出台的《中共中央国务院关于深化医药卫生体制改革的意见》中明确提出"优化人员和设备配置，探索整合公共卫生服务资源的有效形式"；2015 年 3 月国务院办公厅在《全国医疗卫生服务体系规划纲要（2015—2020 年）》进一步将"优化医疗卫生资源配置"列为五年规划的总体目标，并提出要构建与居民健康需求相匹配的整合型医疗卫生服务体系。

1.2　管理学在医疗领域的应用

同样面对日益严重的“看病难、看病贵”问题[16]，为了应对医疗资源不足带来的等待时间延长、就诊质量下降等问题，许多发达国家广泛开展了患者转诊[17]、医保覆盖私立医院[3]、跨境就诊[18]、医疗服务外包[19]等各种医疗实践和研究。欧美等发达国家很早就开始从管理科学、系统工程等领域寻找解决方案，通过提高服务效率缓解医疗供需矛盾。例如，美国国家工程院（National Academy of Engineering，NAE）与美国医学研究院（the Institute of Medicine，IOM）积极开展合作，致力于将系统工程方法用于医疗服务行业[20]；管理科学领域的顶级期刊也纷纷开设了医疗运作管理专题，如 POM 于 2018 年以“分析时代以患者为中心的医疗运作管理”为主题，出版了医疗运作管理专刊。同时，中国国家自然科学基金委员会管理科学部 2014 年设立了“互联时代的医疗与健康运营管理”重点项目群，还将“移动互联医疗及健康管理”确定为“十三五”战略优先资助领域。

管理科学的相关理论关注系统的优化和效率提升，用于医疗管理具有天然的优势。虽然医疗运作管理这一新领域近年来才逐步形成，但管理学者对于医疗问题的研究由来已久，经典的研究问题包括护士排班问题、手术室调度问题，等等。在大数据时代背景下，医疗数据更加丰富且更易获取，基于实际数据的医疗运作管理研究成果也在不断丰富，在此方面，Cardoen 等（2010）[21]回顾了手术室排程的相关研究，Günal 和 Pidd（2010）[22]综述了针对医疗健康的仿真工作，Brailsford 和 Vissers（2011）[23]、Rais 和 Viana（2011）[24]进一步总结了运筹学、管理科学方法在医疗领域的应用，杜少甫等（2013）[25]从需求预测、选址分配等方面出发，详细介绍分析了医疗运作管理的研究热点和潜在发展趋势。

运用管理学、服务运作管理的理论、方法和技术来提高医疗服务效率，也已成为我国提升医院管理水平的当务之急[26]，同时也引起了国内医疗、管理和工业工程学者的广泛关注[15,26,27]。因此，基于当前我国医疗资源投入不足的现状，在医疗需求不断增长的背景下，针对医疗机构普遍存在的“看病难”问题，本书从运作管理解决医疗供需矛盾的角度出发，采用运筹学、最优化、排队论、博弈论等理论方法，针对门诊、病床、医疗检查、分级诊疗等部门中存在的问题展开研究，通过医疗资源的优化配置来提高医疗机构的服务效率，在现有的医疗条件下尽可能满足患者的需求，为医疗机构的资源优化、科学决策提供理论指导和方法借鉴。

1.3 研究内容概述

本书基于我国现有医疗资源有限的前提假设，提出针对医疗机构关键医疗资源统筹管理的科学方法，以提高医疗服务效率为目标。研究一方面可以从理论上促进医疗服务运作管理理论的发展，另一方面可以从实践上提高医院的运作效率和管理水平，能从节约医疗成本、提高患者满意度、提升医疗服务效率和服务质量等方面为医院的高效运营提供决策支持。在展开具体内容前，本章首先明确几个研究出发点，这些出发点是对现实医疗问题进行数理模型抽象的关键，既是研究问题科学性、创新性的体现，也是解决现实医疗问题的关键点。

首先，现实医疗问题的复杂性毋庸置疑，复杂性体现在医疗活动不仅涉及人的因素，如病人、医生、护士等，同时还涉及物的因素，如医疗仪器设备、手术室等。因而，医疗运作管理相比于其他管理领域要复杂得多，将这些因素归纳统一，总的来说就是医疗服务过程中普遍存在着各种不确定因素，如每日就诊的患者人数、患者接受治疗的时间、患者预约后的爽约、迟到等行为特征。在管理科学中，处理不确定因素最常用的方法是假设因素服从某一概率分布，而医疗领域存在的这些不确定因素具有分布波动大、分布特征不明显的特点，很难通过某一分布函数完整地表示变量的分布特征。针对该类问题，本书采用了当前运筹优化较新的发展领域——分布式鲁棒优化思想方法展开相关研究。

根据变量的取值分布形式不同，优化方法可以简单分为确定型优化、随机优化以及在随机优化基础上发展而来的鲁棒优化和分布式鲁棒优化。确定型优化问题一般假定决策变量的系数、常数项等参数的取值是唯一确定的，主要出现在经典优化模型中，如经典报童模型。然而在实际操作中，模型的参数取值通常由实验、测量或估计等方法获得，尽管许多预测方法可以尽可能缩小参数估计的误差，还是无法保证参数取值的精确性，加之模型参数自身存在的随机性，使得确定型优化模型的可靠性降低。为了更好地处理优化问题中参数的不确定性，随机规划方法[28,29]逐渐被广泛采用。

随机优化方法把不确定参数看作随机变量，在给定随机变量分布函数的基础上进行优化，具有一定的合理性。但正如上文所讲，一方面，通过实验、测量等方法得到的样本数据不一定能够完整准确地反映变量的分布信息，另一方面，所采用的分布函数也不一定能够准确地表示变量的真实分布，由此求得的最优解可能会对实践产生误导，并且在参数波动范围内，随机优化方法获得的最优解缺乏稳健性。除此以外，对于多维随机参数的情形，随机优化模型存在求解困难的情况，因此需要对随机优化方法进行改进。

鲁棒优化是在随机优化基础上发展而来的，针对优化问题的参数具有模糊性或随机不确定性，鲁棒优化在所有可能出现情况下进行优化，目标一般为使最坏情况下的目标函数的函数值最优，从而使得优化解不受数据不确定性的影响。在鲁棒优化过程中，决策者在一定的约束下寻找问题的鲁棒解，即对于不确定参数在某一不确定集合中的任一实现值都可行的解。鲁棒优化的方法一经提出，就受到了极大的关注并得到了广泛的使用[30]。早期的鲁棒优化研究一般不假设模型的参数变量服从任何分布，通常假设参数在某个区间内取值，通过将原始问题转化为易求解的鲁棒等价问题，利用相关的优化理论给出鲁棒最优解。由于不考虑参数的分布信息，仅基于参数区间进行优化使得鲁棒优化容易产生优化解过于保守的现象，因此需要谨慎选择不确定参数取值集合。实践样本数据使用的不充分使得鲁棒优化方法过于保守，为此，在鲁棒优化基础上考虑更多参数分布信息的研究逐渐展开，并发展形成分布式鲁棒优化理论和方法。分布式鲁棒优化基于参数的支撑区间、矩取值或矩区间等分布特征建立优化模型，通过采用优化方法将模型进行等价变换从而求解。分布式鲁棒优化方法是鲁棒优化思想结合不确定参数的可获取分布信息发展而来的，相比于随机优化和鲁棒优化，分布式鲁棒优化的研究既考虑了模型参数的不确定性，又充分包含了参数的分布信息，保证优化鲁棒性的同时尽可能充分利用已知的数据信息，因此得到了广泛的关注，形成了许多指导性研究成果，尤其在大数据背景下，结合数据驱动的分布式鲁棒优化方法展现出了极大的理论研究价值和实用价值。因此，为了更好地处理医疗服务运作管理中存在的不确定因素，本书采用分布式鲁棒优化思想研究医疗服务中相关部门的资源优化问题。

在第 3 章、第 4 章基于不确定服务时间的门诊预约调度问题研究中，我们考虑门诊服务中患者服务时间的不确定性，研究医院中某单服务平台门诊的预约调度问题；假设就诊周期内患者的人数已知，并且患者按照给定的顺序依次到达并接受服务，基于患者服务时间的支撑集、一阶矩和二阶矩，以最小化患者等待时间和医生加班时间为目标，建立期望测度下的分布式鲁棒预约调度模型。由于患者服务时间矩信息通常由样本矩近似获得，而样本矩往往会由于样本量太少或样本采集方式不合理产生较大误差，实践中很难根据样本数据准确获得患者服务时间的分布信息。针对门诊服务时间分布相关参数的不确定性，进一步建立基于患者服务时间矩区间信息的分布式鲁棒优化模型。采用对偶方法结合图论、矩阵理论等知识，将区间形式的矩约束问题化简为易处理的两阶段优化模型。

在第 6 章基于不确定住院时间的病床资源分配问题研究中，我们假设医院中的病房部门需要针对普通和急诊两类患者分配病床资源，并且患者的住院时间长度不确定，基于患者住院时间的一阶矩和二阶矩集合排队论相关知识，建立以最小化两类患者加权等待时间的分布式鲁棒优化模型，进一步对模型进行变形化简，将问题表示成两阶段优化问题。

在第 7 章基于不确定患者需求的核医学检查显影剂库存订货问题研究中，针对核医学检查中检查成本高、显影剂具有半衰性以及患者需求高等特点，基于不确定患者需求的一阶矩和二阶矩，以最大化总体收益为目标，建立显影剂库存订货的分布式鲁棒优化模型。针对该模型，采用相关优化理论知识将模型变形为二阶锥优化问题。

医疗运作管理是当前国际管理工程领域的研究热点，而分布式鲁棒优化是目前运筹优化领域较新的思想方法。采用分布式鲁棒优化方法解决医疗运作管理的相关问题也得到了一定的关注，目前此方面的研究主要集中在解决门诊预约调度相关问题，本书提出了分布式鲁棒优化在一些列医疗问题中的应用。

其次，大部分国家的公立医疗服务系统是一个层级结构，即是对患者按照病情严重程度进行分类，不同等级的医疗机构分别承担不同严重程度疾病的治疗工作，大型医院负责急危重症和疑难杂症的治疗服务，社区等小型医疗结构负责慢性病患者和病情稳定的康复期患者的治疗[31,32]。这也是我国大力推行的分级诊疗制度“小病在社区，大病进医院，康复回社区”的核心思想[33]，但我国推行的分级诊疗服务制度与一般的层级医疗系统的区别在于提出了双向转诊的服务机制，双向转诊既包括患者由社区医院转诊到三甲医院的上转过程，又包括了由三甲医院转诊到社区医院的下转过程。双向转诊，尤其是患者的下转过程是基于中国的医疗现状提出的。一方面，受医保政策和就诊传统的影响，国内患者就诊时的选择自由度较大，许多病情较轻的患者直接前往三甲医院就诊的现象十分常见，造成三甲医院的拥堵，优质稀缺医疗资源被常见病、普通病占用。下转机制的实施可以帮助医院引导患者合理就诊，将病情较轻的患者释放到下级社区医院，缓解三甲医院的接诊压力。另一方面，我国的医疗资源短缺且分配不均衡，尤其是优质医疗资源过度集中在大医院，同时不同级别医疗机构用药目录的差异，使得许多疾病只能在三甲等大医院进行治疗。加之医疗需求的不断增长，造成即使只治疗病情较重的患者，许多三甲医院服务能力仍然不能满足需求的状况。因此，下转机制的提出另一个目标是将三甲医院治疗后病情稳定的患者转移到社区医院，以释放三甲医院的医疗资源，提高整体服务效率。

下转机制实施的关键是假设住院患者接受两阶段的医疗服务过程，简称治疗—康复过程。其实，国内三甲医院的患者普遍接受这样一个两阶段的医疗服务，如心绞痛或心梗患者，当患者的病情严重时，需要进行支架介入治疗，如果存在弥漫性病变，则需要进行搭桥手术。以心脏搭桥手术为例，手术前，患者需要进行各项检查，确保血压、血糖等指标在正常范围内，完成提前两周戒烟等注意事项。手术时，采用全身麻醉低温，手术耗时 2 ~4 小时。手术成功后，需要口服肠溶阿司匹林、立普妥、倍他乐克、卡托普利等药物，预防搭桥的血管狭窄，并进行约一周的观察，康复住院时间在 14 天左右，正常恢复时间 4 ~6 周（《国家基本公共卫生服务规范》）。对于心脏搭桥手术，我们将患者从入院到手术完成后观察期的病情稳定称为第一阶段服务过程，将患者病情稳定到出院称为第二阶段服务过程，三甲医院在第一阶段服务需要投入的资源主要包括手术室、病床、手术医护人员等，在第二阶段服务需要投入的资源主要包括病床、医护人员等。医疗实践中，两阶段服务并不存在明显的界限，并且两阶段服务之间也并不存在明确的空间位置移动，区分两阶段的标准是患者病情是否稳定，即保证第二阶段患者能够下转。虽然两阶段服务没有明显的时间、空间差别，但在医疗资源投入上存在较为显著的不同，第一阶段服务不仅涉及手术资源，同时由于患者病情不稳定，医护人员在护理频次、检查指标数目、用药数目剂量等方面均显著高于第二阶段。

在第 6 章基于患者两阶段医疗服务过程的病床资源优化研究中，我们假设患者的医疗服务是一个两阶段串联排队过程，第一阶段是强制治疗阶段，第二阶段是康复阶段。在患者排队系统中，服务台总数固定的前提下，利用增补变量方法给出了该排队系统的概率等式，通过求解偏微分方程得出系统的状态概率，并推导出医院拒绝患者的概率、平均康复时间等相关指标。考虑部分患者因病床资源不足而无法入院和康复阶段患者提前出院两种风险因素，我们基于排队指标构建多病种间的病床分配模型，最后给出动态规划的求解思路。

此外，在推广分级诊疗服务体系的实践中，虽然全国各地积极探索出了不同的上下级医院合作模式[34,35]，取得了一定的成效，但依然面临诸多问题。分级诊疗服务体系的顺利运行需要对现有利益格局和就诊流程进行调整，而出于经济利益等因素，医疗服务各利益主体对基层首诊、双向转诊持有不同的态度，体现在患者转诊意愿低、大医院缺乏下转动力、基层医疗机构参与积极性不高等[36]。

对于大医院来说，政府仅仅给出了分级诊疗转诊制度的指导性文件，并未制定具体的实施方案，实践中，大医院缺少明确的转诊流程。对于基层医疗机构来说，由于其定位是提供基本公共卫生和医疗服务，因此基层医院的医疗水平相对较低，医疗设备、医护人员的专业程度都相对不足，在一定程度上影响了转诊政策的执行。有学者指出，在当前医疗体系框架下，分级诊疗实施首先要解决的问题就是提高社区医院的医疗水平[37]。除了患者和上下级医院，实施分级诊疗的另一个瓶颈在于缺乏配套的医保政策，并未真正起到有效分流患者的作用。

在第 8 章分级诊疗上转决策与收益共享机制研究中，针对社区医院患者上转问题，我们考虑三甲医院绿色通道服务能力和医保报销差额对患者首诊选择的影响，构建并分析了社区医院和三甲医院的服务决策，进一步考虑了政府的医保政策。研究发现，三甲医院没有动力为社区医院提供绿色通道服务能力，政府的价格机制对于协调分诊系统上转问题的效果有限。

第2章　国内外研究现状

2.1　医疗运作管理

医疗运作管理是指运用运作管理的思想、方法和技术对医疗卫生服务的各个运作环节进行优化研究，从而为医疗服务的有效实施提供科学系统的指导。可见，医疗运作管理是一个相对宽泛的研究范畴，包含了大到医疗机构总体规划小到门诊科室优化调度在内的所有相关优化管理过程。对于医疗运作管理包含的具体研究内容，杜少甫等（2013）在分析介绍医疗运作管理研究热点时，将其细分为需求预测、选址与分配、能力规划、资源调度、病人预约调度、供应链与物流等多个方面[25]。医疗运作管理主要是通过对医疗资源进行优化调度以提高医院的运营效率，而医疗资源一般指医院为患者提供服务过程中所使用的各种生产要素，对此 Smith - Daniels 等（1988）将医疗资源分为医疗设施、人员和设备[38]；杜少甫等（2013）指出医院资源主要包括病床、人员、手术室、诊断设备等，并介绍了人员调度和手术室调度的相关研究文献[25]。本书的研究主要关注直接向患者提供服务的医疗单元，即主要研究医疗服务资源的优化调度。而根据罗利和石应康（2014）的描述可知，从医疗服务流程角度可将医疗服务资源分为门诊、医疗技术设备、手术室、病房、物流及支援保障等类型，同时他们指出“医疗服务管理是应用调度优化的基本原理和科学方法，对已有的医疗资源进行合理计划、组织和控制，使医疗服务资源实现最佳的协调和配置的过程”[15]。虽然本书的研究内容属于医疗服务管理的研究范畴，但由于医疗运作管理的研究范围相比于医疗服务管理更大，并且许多综述性文献都是基于医疗运作管理展开的，因此在本章的文献综述中并不仅仅只是关注医疗服务管理的相关文献。

国际上关于医疗运作管理的研究已有 60 余年的历史，并且随着全球医疗需求的普遍提高，通过运筹优化方法提高医疗运作效率、缓解医疗资源短缺等问题变得越来越重要，并且引起了学术界的广泛关注。当前医疗运作管理的研究热点主要集中在医疗资源的分配和运营策略的制定等方面，并且已经形成了丰富的研究成果，对于医疗运作管理的相关文献，Fries（1979）最早进行了整理分类，按照研究的应用领域将文献分成 18 个子类[39]；Smith – Daniels 等（1988）则从库存管理角度对医疗运作管理的相关文献进行更全面的总结回顾，从医院设施、人员和设备三个方面对相关文献进行了综述[38]；此后 Jack 等（2009）对 1986—2006 年医疗服务相关文献从需求管理、能力管理和绩效管理三个方面进行了综述[40]；Rais 和 Viana（2011）按照医疗计划、医疗管理和物流、医疗实践等主题对医疗运作管理的应用研究进行了总结分析，并同时介绍了相关研究中优化问题的求解技术方法[24]；Gupta 和 Denton（2008）针对医疗服务中的预约调度问题，从门诊、非急诊外科手术等角度对现有研究及存在的瓶颈进行了分析总结[41]；杜少甫等（2013）则在全面回顾运筹管理顶级期刊和医疗运作领域的重要期刊的基础上，从需求预测、选址与分配、能力规划、资源调度等研究热点对文献进行了总结，并且分析了医疗运作管理的潜在发展趋势[25]。此外，还有一些专门针对某种医疗资源的综述文献，如针对医疗门诊资源[42,43]、手术室资源[44]等。除了上述的综述性文章，针对医疗运作管理的研究还形成了许多专著，如 Hopp 和 Lovejoy（2012）从利益相关者的角度分析医院中的急诊、手术室、诊断等部门的优化管理，在介绍医院运营流程的同时指出各个部门的管理重点，对于医疗运作管理领域的研究具有极大的指导意义[45]；类似的医疗相关研究专著还包括 Denton（2013）[46]、Hall（2013）[47]、Zaric（2013）[48]、Pardalos 和 Romeijn（2009）[49]以及国内的罗利和石应康（2014）[15]、苏强（2014）[26]等。

2.2　门诊预约调度

门诊是医院提供医疗服务最重要的窗口，也是患者最集中的关键医疗服务资源；门诊服务水平的高低不仅会影响患者的即时病情，还会对患者的后续治疗产生影响，因此门诊资源的优化调度一直都是医疗服务运作管理的研究热点，并且当前形成了丰富的研究成果。早在 1952 年，Bailey（1952）[50]以及 Welch 和 Bailey（1952）[51]就采用排队论方法研究了医疗服务的预约排队问题，随后越来越多的门诊优化调度研究文献相继出现，且主要集中在门诊病人的预约调度问题。对此，Cayirli 和 Veral（2003）从门诊预约调度需要考虑的因素和优化目标两个方面对相关文献进行了整理分析，在此基础上给出了该问题一般的研究框架和模型，他们同时指出，现有研究大部分都是基于门诊特定情形展开的，因此缺乏对于预约调度系统的通用实践指导性[42]。

按照调度决策的时间跨度划分，门诊预约调度模式主要包括预约调度和提前调度[46]。预约调度模式旨在解决给定 n 个患者的某天最优调度计划，优化目标一般包括最小化门诊服务空闲时间、病人等待时间和医生加班时间等；提前调度问题的范畴相对较广，一般包括一天提前调度问题和多天提前调度问题。按照预约调度规则划分，门诊预约调度一般分为传统预约调度和开放式预约调度两种模式[52]。传统预约调度假定预约容量固定，根据患者需求进行优化调度；开放式预约调度则要求当天的门诊量要满足患者需求。

门诊预约调度问题的主要目标是设计高效的预约系统和规则，不管是预约调度模式相关研究，还是开放式预约调度相关文献，都是基于门诊中不确定因素展开的，如 Ho 和 Lau（1992）[53]、LaGanga 和 Lawrence（2007）[54]、Jiang 等（2015）[55]、Kong 等（2015）[56]从患者爽约角度研究了门诊预约调度问题；Cayirli 等（2012[57]、2014[58]）、Chen 和 Robinson（2014）[59]从患者未预约就诊角度研究了门诊预约调度问题；White 等（1964）[60]、Klassen 和 Yoogalingam（2014）[61]从患者不守时角度进行了研究；此外，还有许多研究是基于门诊服务时间的不确定性，如 Denton 和 Gupta（2003）[62]、Robinson 和 Chen（2003）[63]、Kaandorp 和 Koole（2007）[64]、Begen 和 Queyranne（2012）[65]、Kong 等（2013）[66]、Mak 等（2015）[67]。

当前对于门诊预约调度的研究主要采用随机优化理论方法，研究通常首先基于历史数据确定随机变量的分布函数，然后采用随机优化、排队论等方法处理求解问题。如 Denton 和 Gupta（2003）基于两阶段动态线性规划模型求解门诊预约中患者的最优时间间隔，同时证明了就诊期刚开始和快结束时患者间隔时间短、中间段时间间隔长的穹顶型（Dome）预约规则会大幅提高门诊服务效率[62]。Erdogan 和 Denton（2013）针对门诊服务时间与当日就诊患者数量的不确定性，构建了一个两阶段的随机线性规划模型，并针对模型设计了分解算法求解问题[68]。Mehmet 和 Queyranne（2011）研究了离散服务时间的随机预约调度问题，并且基于目标函数的子模性和 L－凸性设计了可在多项式时间内求解的算法[69]；随后 Begen 等（2012）采用样本平均近似方法[65]、Ge 等（2014）采用分段线性成本函数[70]分别对 Mehmet 和 Queyranne（2011）的研究进行了扩展。

仿真优化可以通过数值模拟等方法有效处理含有多不确定变量的动态优化情形，正是由于仿真优化方法在处理复杂排队问题上具有的独特优势，使得其在门诊预约调度中也得到了广泛的应用。Bailey（1952）最早采用仿真优化理论研究预约调度问题，利用蒙特卡罗模拟寻找最优初始模块和预约时间间隔[50]。Ho 和 Lau（1992）以最小化医院总成本为目标，运用仿真实验分析门诊病人的时序安排[53]；Klassen 和 Yoogalingam（2009）利用仿真优化以最小化门诊患者等待时间、医生空闲和超时时间为目标说明了穹顶型预约规则的鲁棒性，进一步提出了时间间隔为“Plateau－dome”型的预约规则[71]；在此基础上，Klassen 和 Yoogalingam（2014）又采用仿真优化方法研究了存在患者不守时的门诊预约调度问题[61]。Anderson 等（2015）提出了门诊患者预约时间与实际就诊时间最大重叠的决策准则，以达到最小化患者的等待时间与医生的空闲时间的目的，利用蒙特卡罗模拟验证了模型，并得到了针对不确定性问题优化的理想结果[72]。

2.3　手术室调度

手术室是医院另一核心资源之一，该单元不仅集中了大量的医护人员以及医疗仪器设备，同时在医院的总收入和总成本中均占到 40% 以上[46]。手术室调度管理包括对病例、医生和手术室资源的协调和安排，主要涉及病例排序、手术室容量分配及相关资源调度[25]。对于手术室调度管理的相关文献，Cardoen 等（2010）从患者类型、优化目标、求解方法、模型包含的不确定信息等方面对现有研究进行了综述分析[44]。与门诊预约调度问题类似，手术室调度也主要包括传统的模块调度模式和开放（非模块）调度模式，但相比之下，手术室调度的约束条件（如医生偏好、病人优先级、术后病床容量等）更多，并且手术时间不确定和急诊打断等因素对手术室的优化目标影响更大。

手术室调度涉及的医疗资源较多，因此，当前的研究主要是基于不同的优化目标展开，并且大多数研究以最小化时间相关指标为优化目标，通过决策手术开始时间，实现资源的充分利用。如 Denton 等（2007）以最小化患者和医生等待时间、手术室空闲时间和超时时间为目标，研究了手术室排程调度问题，基于动态最优化模型，作者提出了根据手术时间方差确定的排序规则[73]；Saremi 等（2013）以最小化患者等待时间、手术完成时间和手术取消数目为目标，提出了三个基于仿真的手术室调度优化模型[74]；Zhang 和 Xie（2015）以最小化患者等待时间、手术室空闲时间和手术超时时间为目标，研究了多个手术室的预约调度问题，作者同时提出了基于无偏梯度估计的随机近似求解算法[75]。由于手术室占医院整体收入和支出的比例较大，因此除了时间相关目标，还有许多研究是基于最大化收益或最小化成本目标展开的，如 Kuo 等（2003）针对外科手术费用由其专业化程度决定这一特点，以最大化手术收益为目标，采用线性优化方法分配手术室可用时间，基于杜克大学医疗中心的普通手术数据，指出该优化方法可以提高 15% 的手术收益[76]。Denton 等（2010）在文献［73］的研究基础上进一步以最小化手术室开放的固定费用和由超时引起的不固定费用为目标，建立了两阶段随机线性规划模型并进行了鲁棒扩展，分析了问题最优解的上下界，设计了求解问题的启发式算法[77]。但是，文献［77］的研究没有考虑病人排序和手术开始时间，对此 Batun 等（2011）同样以最小化总的期望运营成本为目标，以每天开放的手术室数量、手术室的分配，每个手术室的手术排序和开始时间为决策变量，建立了一个新的两阶段随机混合整数规划模型，并根据模型的结构性质提出了一系列基于不等式的加速算法[78]。除此之外，Meskens 等（2013）还将外科手术团队成员间的熟悉程度作为优化目标之一，研究了多目标手术室日常调度问题[79]。

2.4　住院病床优化

住院病人是医院收益的重要来源之一，并且影响住院病人数量最直接的因素就是医院的病床数。当前，国内外平均住院病床使用率都呈现出较高的水平，并且还在不断提升（《中国统计年鉴 2020》[9]），使用率较高的同时病床短缺的现象也十分常见。医院病床由于受到资金、场地、人员设施等因素的限制，短时间内床位数不能大量增加，进一步加重了住院床位的供需矛盾，因此在现有床位水平下如何通过有效分配病床资源以解决其供需的矛盾成为研究的重点。

从优化目标上来讲，现有文献主要是基于最大化医院收益或最小化患者入院等待时间两个方面展开的，其中以最大化医院收益为目标的研究大部分采用收益管理理论方法，如 Chapman 和 Carmel（1992）以最大化医院收益为目标，采用收益管理中库存控制方法研究了医院中病床等资源的优化管理问题，并且提出要预留病床、手术室等资源以满足高收益医疗的需求，同时限制非急诊需求的医疗资源供给量[80]。Ayvaz 和 Huh（2010）考虑急诊和非急诊两类患者，以最大化净收益为目标建立了动态病床资源分配模型，并通过分析模型的结构给出了启发式求解算法[81]。除了以上针对病床资源分配的研究，Stanciu 等（2010）还采用收益管理方法研究了多等级患者的手术室资源的分配问题，以不同等级患者的手术室可用量保护水平为决策变量，基于收益管理的嵌套库存管理方法建立了分配模型，并通过改进的 EMSRb 算法进行了求解[82]。

除了采用收益管理方法，还有许多文献是基于排队论相关知识研究病床资源的分配问题。如 Vassilacopoulos（1985）采用排队论模型近似患者的动态诊疗过程，并且基于仿真优化提出了一个两阶段病床分配模型，第一阶段床位分配先满足既定的患者需求，第二阶段以最小化患者总的期望未满足需求为目标分配剩余床位[83]。Green 和 Nguyen（2001）基于波士顿和纽约医院的实际医疗数据，通过排队模型分析病床数、患者平均住院时间、门诊服务的组织结构和波动性对医院病床使用率和患者住院推迟的影响[84]。Gorunescu 等（2002）针对医院床位短缺问题，首先采用经典的排队论知识表示患者的住院过程及相关指标特征，如平均床位使用率、由于床位短缺造成的需求损失率等，进一步提出降低需求损失率床位优化策略[85]。

住院病床能力、组织形式同样是影响医院效率的关键因素，为此，Best 等（2015）针对多样化的医疗需求，在固定的床位数下进行优化，以最大化总效用为目标，研究病房的最优组织形式、每间病房最优的床位配置数以及分配的患者类型[86]。除此以外，Jones（2011）基于实际调研，指出了医疗病床平均床位利用率波动具有周期性趋势，并分析了造成这种趋势的原因[87]。

2.5 医技资源优化

医技科室也称作辅助诊疗科室，是通过运用专业的技术设备协助医院临床科室进行疾病诊断和治疗的部门。医技科室主要包括检查、放射、药剂、病理等单元。医技科室的服务对象既面向医院内部科室又面向患者，其技术水平的高低和服务质量的优劣直接影响全院的医疗、科研和教学工作的效果[15]。

放射科室是医技检查的最重要部门之一，集检查、诊断、治疗功能于一体。放射科室中高值检测设备如核磁共振（MRI）、正电子断层扫描仪（PET）、计算机断层扫描仪（CT）的患者需求量巨大，同时针对这类检查设备的优化调度研究也较多。高价值放射检查设备一般配置较少，根据病情、检查紧急程度对患者进行调度排程变得尤为重要，对此，Green 等（2006）将进行核磁共振检查的患者分成三类——门诊患者、住院患者和急诊患者，其中门诊患者检查需提前预约且优先级最低，住院患者的需求在住院期内随机产生且优先级较高，急诊患者需求必须尽快得到满足且优先级最高。针对该问题，作者通过将门诊患者的核磁共振需求假设成一个有界动态过程，采用有限域上的动态规划方法求得了门诊患者最优排程策略，并建立了住院患者和急诊患者的动态优先检查规则[88]。Patrick 等（2008）以最小化患者等待成本为目标，采用马尔可夫决策过程研究了医技诊断的患者调度问题，其中患者具有不同的检查优先级，作者通过近似动态规划方法给出了问题的线性规划等价形式以方便求解[89]。Gocgun 等（2011）针对多类型患者的 CT 检查的调度问题，以最大化期望 CT 净收益为目标，建立了一个有限阶段的马尔可夫决策模型，并将求解的最优策略与五个启发式算法进行比较，结果表明，所提出的最优策略在净收益上比启发式算法高出 5%～12%[90]。

核磁共振等高值设备的检查是一个多阶段的过程，检查过程中同时还受到显影剂可用时间的约束，过程中不确定因素较多，优化决策相对复杂，因此许多学者从仿真角度研究该问题。Perez 等（2010）认为当前美国医疗成本的不断上升是由于医疗诊断需求增加而造成的，为此针对医疗检查中的核医学检查部门，从患者和管理者的角度，在分析核医学检查层次机构、运行实施过程的基础上，提出了一个离散事件系统规范（DEVS）仿真模型来对患者以及人员、仪器等资源进行优化调度[91]。Perez 等（2011）针对核医学检查问题，进一步提出了固定资源（Fixed Resource，FR）和过程资源分配（Procedure Resource Assignment，PRA）两种患者和资源优化调度算法，并通过采用实际的医疗数据验证了算法的有效性，结果表明，所提出的算法可以有效提升核医学检查效率，在现有资源不变的条件下能够明显增加检查的患者人数[92]。在进行核医学检查时，通常需要对患者使用放射性显影剂，放射性显影剂具有衰变性，因此在检查过程中有着严格的时间限制，进一步对核医学检查优化调度造成困难。为此，Perez 等（2013）在前期研究基础上，考虑显影剂衰变的时间约束以及检查过程中存在的随机因素，采用在线随机预约调度算法对病人以及核医学资源进行调度排班；基于核医学检查实践数据进行仿真模拟，结果表明，新的预约调度方法比以往方法每年多服务 600 名患者，因此可以在有限的检查资源下提高设备的利用率[93]。除此以外，采用仿真优化方法的研究还有：Thomas（2003）提出了一个基于蒙特卡罗分析的模型[94]；Proctor 等（2007）提出了针对英国 Valsgrave 医院放射科室仿真优化模型[95]；Werker 等（2009）通过 Arena 仿真软件设计了基于离散事件仿真的放射科室预约调度模型，并采用医疗机构真实的医疗数据、调研及访谈数据作为模型的输入进行模拟，结果表明，该方法可有效提高放射诊断科室的预约调度效率[96]。

排队论、马尔可夫决策过程等方法是服务运作管理常用的方法，同样适用于医技资源的优化调度。Rosenquist（1987）指出医疗放射检查需要满足门诊、住院、急诊的需求，因此医疗检查的排队系统相对复杂；同时通过案例分析说明了采用排队论优化医疗放射检查的实用性[97]。Kapamara等（2006）以最小化患者等待时间为目标，将放射诊疗患者的调度优化问题表示成车间作业调度问题，并对车间作业调度问题的求解方法进行了回顾和比较分析[98]。Petrovic 等（2008）介绍了四种针对放射诊疗设备的患者调度方法，并提出利用贪婪自适应随机搜索算法（GRASP）进行改进，最后通过医院实际的医疗数据进行了评价[99]。Conforti 等（2008）以最大化放射治疗设备利用率为目标，考虑治疗间隔、设备能力等约束，建立了调度优化模型[100]。Day 等（2010）针对心血管检查诊断中心（CDTC）的调度提出了一个复杂的在线决策系统，建立了有限期的离散马尔可夫决策过程模型，并通过仿真方法对新模型进行评价，并与医疗机构所用的方法进行比较[101]。Saure 等（2012）提出了一个针对癌症治疗的有限阶段马尔可夫决策过程模型，模型的目标为最小化患者的等待成本，通过仿射变换近似模型的目标函数，并通过列生成方法获得问题的最优解，并基于解提出近似最优策略，最后采用英国癌症中心（BCCA）的实际数据验证了模型[102]。

2.6 分布式鲁棒优化及其在医疗领域的应用

分布式鲁棒优化方法是在鲁棒优化理论基础上结合变量分布参数信息发展而来的，相比之下，鲁棒优化理论已经取得了丰富的成果并形成了一定的理论体系，如 Ben - Tal 和 Nemirovski（2008）[103]、Ben - Tal 等（2009）[104]、Bertsimas 等（2011）[105]都曾全面介绍鲁棒优化的相关理论及应用，文献内容包括不确定参数集的构造、机会约束、鲁棒等价等相关内容，这些研究对于分布式鲁棒优化方法的开展具有一定的指导作用。对于鲁棒优化的相关研究文献，Gabrel 等（2014）进行过全面的综述分析，同时指出了分布式鲁棒优化的相关研究及其在各个领域的应用[30]。按照应用不确定变量分布信息的形式划分，分布式鲁棒优化方法可大致分为两类：第一类是基于矩信息的分布式鲁棒优化，一般假设已知不确定参数的一阶矩、二阶矩或支撑区间等分布参数信息；第二类是直接基于不确定参数概率分布特征的分布式鲁棒优化，一般假设分布函数具有某些特征，采用概率机会约束或通过概率特征对约束进行变形而求解。

基于矩信息的分布式鲁棒研究文献相对较多，这类文献通常将矩信息表示成等式约束，通过采用对偶等理论方法，将原问题化简为凸优化或二阶锥优化的易处理等价形式，进一步求解问题。Scarf（1958）首次基于需求分布的期望和方差信息研究了报童订货问题，成为基于分布式鲁棒优化思想最早、最经典的研究文献[106]，在此之后，基于矩信息的分布式鲁棒研究逐渐开展起来。如 Popescu（2007）根据不确定参数的均值与方差信息，研究了一个类似于投资组合的凸约束优化问题，以最小化最坏情况下的期望效用为目标，作者证明了对于两点支撑的效用函数，此类问题可转化为确定性的二次规划问题[107]。Kang（2008）基于不确定参数的矩信息给出了违反约束的概率上界，研究了鲁棒线性优化问题[108]。相似的研究还有 Doan（2010）通过已知的矩信息给出了不确定参数的模糊分布集合，基于最小化最坏情况的决策规则研究了鲁棒线性优化问题，并且与数据驱动方法进行了比较[109]。对于两阶段随机线性优化问题，Bertsimas 等（2010）考虑了第二阶段决策中参数的不确定性和风险厌恶因素，在假设已知不确定参数前两阶矩的情况下推导出了针对不确定参数的半正定优化模型，同时证明了等价的半正定优化问题可以在多项式时间内解决，最后通过产品运输问题和最小化最大距离设施选址问题进行了算例分析[110]。考虑到问题的易处理性，目前关于鲁棒优化的求解方法通常将实际约束条件进行放宽，Becker（2011）在已知不确定参数均值、协方差和支撑的情况下研究了分布式鲁棒优化问题，提出了求解分布式鲁棒优化问题的分解方法，该方法基于不确定参数投影获得一系列子问题，通过递归求解不确定性子问题得出问题的最优解，并且指出了针对派生子问题的一系列约束边界[111]。此外，有关分布式鲁棒优化的研究还往往与风险理论联系起来，如 Zymler 等（2013）假定已知不确定参数的一阶、二阶矩和支撑，建立了基于联合机会约束的分布式鲁棒优化，采用最坏情况下的条件在险价值（CVaR）近似联合机会约束，最终得到了分布式鲁棒优化问题的近似半正定优化问题。最后，通过水库控制问题对所建模型进行了数值实验[112]。

不确定参数的分布结构主要包括矩取值区间、模糊概率分布集等。相比于基于矩信息的分布式鲁棒优化模型，基于参数分布结构非分布式鲁棒优化研究相对较少。此类文献如 Delage（2009）[113]、Delage 和 Ye（2010）[114]在分析随机优化缺点的基础上，提出了基于数据驱动的分布式鲁棒优化框架，基于独立同分布的有限样本数据，给出了不确定向量均值、协方差矩阵的置信区间以及支撑集的边界，结合不确定矩约束构造了分布式鲁棒优化模型，采用对偶理论证明当目标函数是关于决策变量的凸函数、并且是关于不确定参数的“分段凸函数”时，存在一个可以在多项式时间内以任意精度求解该问题的算法。不同于一般的分布式鲁棒优化约束限制，Ben－Tal等（2010）基于更宽松的概率约束条件提出了分布式鲁棒优化新的研究框架，该研究框架基于变量的一个模糊概率分布集进行优化，以最大化期望收益为目标，将放宽的分布式鲁棒约束与凸风险测度联系起来，并且证明了该问题的复杂度与求解一个低维标准分布式鲁棒问题相当[115]。与 Ben－Tal 等（2010）的研究类似，Xu 等（2012）通过确定不确定参数的模糊分布函数集研究了分布式鲁棒优化问题，同时受到数据驱动决策与抽样问题的启发，对鲁棒优化进行了概率解释；同时指出针对抽样问题，任何鲁棒优化的解也是分布式鲁棒优化的解，并且分布式鲁棒优化可以保证问题的统计一致性[116]。

除此以外，还有一些在特定假设下展开的分布式鲁棒优化研究，如 Goh 和 Sim（2010）研究了鲁棒线性优化问题，其中目标函数和约束条件中都存在期望算子，通过假设已知不确定参数的有界凸支撑集、均值范围、协方差值以及方向导数的下界，对不确定参数进行仿射变换得到线性约束条件，最后通过对期望算子设定基于不确定参数分布的边界，将不确定线性优化问题转化为确定性凸优化问题[117]。Wiesemann 等（2014）提出了统一的分布式鲁棒优化建模求解框架，在考虑相关研究的不确定集合基础上，提出了标准的不确定参数集，并且给出了分布式鲁棒优化易计算的条件[118]。

当前关于分布式鲁棒优化的研究已经取得了一定的成果，并且在当前医疗信息系统广泛采用的背景下，医疗大数据的产生以及相关数据驱动方法的出现为分布式鲁棒优化的研究带来了新的生机，尤其是分布式鲁棒优化理论结合数据驱动方法的研究必将取得更好的理论和实践效果，并且已经形成了一些初步研究成果。

医疗服务过程中存在诸多的不确定因素，如受诊疗速度、迟到、临时停诊等因素影响的患者服务时间，迟到、爽约以及取消预约等患者行为因素，不确定的患者需求，等等。由于分布式鲁棒优化方法在处理不确定因素上有着极大的优势，能够在分布信息不完全的情况下给出具有稳健性的决策，因此在医疗管理领域采用分布式鲁棒优化的研究越来越多。

当前采用分布式鲁棒优化方法的医疗问题研究主要集中在医疗服务预约调度方面，此类研究主要通过假设已知服务过程中不确定因素的矩信息，建立含有矩约束的相关分布式鲁棒优化模型，从而对门诊、手术室等进行预约调度优化。相关研究如 Kong 等（2013）针对单医生门诊服务平台一天的患者预约调度问题，在给定患者人数和到达顺序的情况下，基于患者门诊服务时间的一阶矩和二阶矩，以最小化患者等待时间和医生超时时间为目标，建立了分布式鲁棒优化模型，进一步，作者采用网络流知识对模型进行等价变换，结合对偶等理论将模型化简为一个协正定优化问题[66]。与 Kong 等（2013）的研究假设类似，Mak 等（2015）首先将不含矩信息约束的内层优化问题表示成一个锥优化问题，进一步在已知患者门诊服务时间一阶矩和二阶矩情况下，将优化模型化简为一个二阶锥优化问题[67]。在医疗门诊服务中，患者的爽约行为最为普遍，同时对医院造成的损失也最大。据报道，2011 年北京儿童医院的爽约率高达 30%～35%；2014 年广东门诊的爽约率超 15%，高于其 14.18% 的门诊平均预约率；英国每年因患者爽约而导致的医疗成本增加高达 2.5 亿英镑。因此，考虑患者爽约行为的分布式鲁棒门诊预约调度相关研究也在逐渐展开。Kong 等（2015）进一步考虑了患者爽约行为对门诊预约调度的影响，将患者的爽约行为表示成与预约时间无关的内生形式和与预约时间相关的外生形式，以最小化患者等待时间、医生空闲和超时时间为目标对患者就诊时间安排进行优化。通过使用网络流等价表示目标，Kong 指出，爽约率内生的调度模型可以表示成一个通过半正定规划近似的协正定优化问题，而对于爽约率外生的调度模型作者提出了基于对偶价格的迭代近似求解算法[56]。Jiang 等（2015）同样研究了一个给定患者排序和人数情况下的单医生服务预约调度问题，研究假设患者具有随机的爽约行为，同时假设门诊的服务时间不确定，基于患者爽约率和门诊服务时间的联合概率分布矩信息建立了分布式鲁棒优化模型，通过对模型变换分析提出了求解该问题的分解算法，同时进一步基于 CVaR 测度研究了问题[55]。

以上都是针对医疗预约调度的分布式鲁棒优化研究，除此以外 Meng 等（2015）[119]、Zhang（2014）[120]还研究了医院病床的分配问题，作者针对医院中急诊和非急诊两类患者，基于可调节的分布函数集合和期望病床数约束，分别以固定波动量和最优波动量为目标，构造了两个分布式鲁棒优化模型，并且通过将模型等价表示成二阶锥优化问题进行求解；类似的研究还有 Deng 等（2015）针对手术室运作，假设外科手术时间分布属于一个模糊集，以手术室开放数量、手术室分配、手术排序和时间为决策变量，建立了分布式鲁棒优化模型[121]。

2.7 层级医疗服务系统

本书还关注中国的分级诊疗服务系统，即由不同医疗机构提供服务的层级服务体系。有关层级医疗服务体系的研究大致可分为两类。第一类针对“守门人—专家”这种常见的上下级医疗结构，下级守门人提供基本服务，上级专家提供专家服务。此类研究主要关注如何对守门人或专家提供有效的激励以达成系统整体最优的“上转”决策，同时也关注不同医保支付方式对于患者再入院、成本等指标的影响。第二类研究针对平行的两层医疗服务系统，如公立医院和私立医院、两个地区或国家提供相同医疗服务的医疗机构等。此类研究假设两个平行的医疗服务系统提供的医疗服务具有可替代性，其中一个系统提供免费但等待时间较长服务，另一个系统提供的服务需要支付额外费用但等待时间较短，主要研究引入高费用医疗服务系统对患者就诊、社会福利等的影响，以及不同医保支付方式下能否达到整体最优的效果。

“守门人—专家”的分级医疗系统起到了患者分流的作用，守门人通过将病情较重的患者上转至专家医院，不仅规范了就诊秩序，同时也节约了医疗成本。在管理领域，守门人的概念最早出现在企业服务和工业生产中，Hammer 和 Champy（1993）[122]提出了服务流程分层处理的合理性概念，顾客首先由守门人进行诊断，然后被分流到具有不同专长的服务系统中，他们指出两级服务系统可以明显地提升服务效率。随后，Buzacott

(1996)[123]利用随机过程模型严谨地分析了两级服务系统流程再造相关的运作管理理论。早期关于分级服务系统的研究主要关注服务流程改造对服务效率提升的影响，随后相关研究开始关注效率与服务质量的平衡，如 Gilbert 和 Weng（1998）[124]通过分析呼叫中心的服务流程，研究电话服务需求如何在不同专家中进行有效的分配。Pinker 和 Shumsky（2000）[125]研究服务商如何在预算约束下通过分流部分客户，以达到效率和质量的平衡。对于医疗服务行业，由于医疗服务机构的专业能力、成本差异等对患者的就诊和康复效果存在很大的影响，因此关于分级医疗服务的运作管理研究常常考虑患者就诊等待、再入院等因素。Shumsky 和 Pinker（2003）[17]最早对于守门人的分级医疗服务系统进行了建模分析，模型中家庭医生作为医疗守门人，首先判断患者的病情，然后基于病情决策患者是否需要上转到专家医生处治疗，他们基于委托代理的研究框架分析了让守门人能按照最佳上转策略进行运作的机制设计问题。随后，Lee 等（2012）[19]将 Pinker 和 Shumsky（2000）[125]的研究扩展到随机情形，研究了服务外包问题。Shumsky 和 Pinker（2003）[17]和 Lee 等（2012）[19]的研究为医疗上转问题提供了很好的建模思路，随后许多关于上转问题的研究都在此基础上展开。同样针对上转问题，Adida 和 Bravo（2018）[126]考虑了医院服务能力对接诊量的影响，假设服务能力能够内生化影响患者的就诊人数，同时患者上转后，会由于上级医院的服务投入能力程度不够而产生再入院问题。在按服务项目支付和按治疗效果支付的条件下，他们分别研究了上下级医院的服务决策问题，并且提出了基于惩罚的协调机制。

不同于国外常见的守门人制度，当前我国的分级诊疗制度对患者的约束力有限，患者就诊选择的自由度较大，在这种情况下如何进行有效的转诊成为当前研究的主要关注点。但是由于双向转诊的流程比较复杂，涉及因素较多，因而现有研究相对较少。莫钒等（2014）[127]采用马尔可夫过程刻画了分级诊疗系统患者的就诊流程，基于分解思想采用矩阵几何方法求解了转诊排队系统中患者的平均等待时间，并以成本最小化为目标求解了医院间的最优转诊策略。基于相同的系统状态转移过程，Li 等（2017）[128]假设三甲医院的患者存在两阶段的就诊过程，针对在三甲医院治疗后患者下转到社区医院的问题，给出了排队系统的相关指标，并以此评价了医院的收益以及成员间的转诊合作意愿。医保支付方式直接关系医院的收益，因而一直是医疗运作管理、医疗经济学的关注热点，在分级诊疗服务体系中，上下级医院分散决策，医疗管理机构需要充分发挥医保的激励协调作用。对此，Liu 等（2015）[129]研究了一个三甲医院和一个社区医院组成的分级诊疗服务系统的双向转诊问题，以社区医院从属于三甲医院的整体决策作为基准情形，分别分析了按服务项目支付结合成本共享合同，以及按服务效果支付结合成本共享合同对上下级医院主从博弈的协调效果。此外，还有一些针对国内分级诊疗的文献，从医院和患者间利益冲突博弈角度展开研究，如吴文强和冯杰（2015）[130]分析了合作成本、合作收益对社区医院群体与大中型医院群体建立双向转诊制度的影响。阮陆宁和甘筱青（2012）[131]构建了社区医疗机构与城市医院的关系契约模型，考虑患者的决策延时、价格偏好等行为。陈妍等（2015）[132]针对分级诊疗上转时患者的延时敏感性，研究了三甲医院定价与社区医院的产能规划问题。但是这些研究没有考虑患者的具体就诊流程，对于转诊决策的研究不足。

通过对提供不同服务的两级医疗系统的研究文献回顾发现，现有研究主要关注守门人制度的患者上转问题，考虑到就诊等待时间不仅对患者病情影响较大，同时也影响医院的口碑和收益，因此大部分研究都采用了排队论等待时间指标。关于当前国内分级诊疗背景下的双向转诊问题，现有文献较少，仅有 Liu 等（2015）[129]和 Li（2017）等[128]作了类似的研究。但 Liu 等（2015）[129]的研究假设下转患者在三甲医院不接受治疗，下转只起到分流的作用，忽略了三甲医院治疗—康复的两阶段过程，以及双向转诊制度中将病情稳定的患者下转这一重要目标。Li 等（2017）[128]虽然考虑了三甲医院的两阶段服务过程，但主要从优化角度给出最优转诊决策，没有考虑上下级医院的合作、博弈和协调等现实问题，缺乏政策指导意义。

平行的两层医疗服务系统为患者提供了更多的就诊选择，该服务体系建立的出发点是为了应对公立医疗资源不足的问题。通过引入私立医疗机构、支持患者跨境跨地区就诊等方法，许多国家和地区为患者提供了可选择的两层医疗服务。如英国、瑞典等通过税收补贴方式平衡公立医院和私立医院之间的服务供给[133]，当公立医院就诊患者人数较多时，通过补贴、激励等手段将患者从等待时间长的公立医院转移到等待时间短的私立医院，从而达到较为合理的患者就诊分布[134]。欧盟从 2013 年开始鼓励居民在成员国间自由选择医疗机构就诊，就诊费用由患者所在国的医疗系统进行补偿[135]。据 CNN 报道，2009 年有超过 200 万的患者通过观光医疗方式出国就诊①，欧洲居民的跨境就诊数量也呈指数增长趋势[136]，患者跨境就诊现象越来越普遍。

采用医保支持私立医院等方式，增加了医疗服务资源的供给，缓解了公立医院的需求负荷和治疗压力。患者选择范围增加的同时，也引起了公立医院和私立医院间的竞争，早期对于两层平行医疗服务系统的研究主要关注私立医院出现对公立医疗服务的影响，其中私立医院不受医保支持。如 Iversen（1997）[137]研究说明，若公立服务系统的等待时间弹性充分大，私立医疗服务会导致更长的公立医疗服务等待时间。类似的，Olivella（2003）[138]指出私立医院的存在减弱了政府为减少公立医院等待时间所制定的激励措施效果，原因在于私立医院吸收了公立医院的超额需求。Siciliani 和 Hurst（2005）[134]研究发现，医疗机构间的竞争会使医疗供给处于较低的水平，进一步导致患者等待时间延长。Xavier（2003）[139]采用 Hoteling 线性空间模型得到了相似的结论，Brekke 等（2008）[140]采用 Salop 圆形空间模型，同样发现均衡情况下，医疗机构的竞争再次导致了较长的患者等待时间。与此同时，也有相关研究发现，患者选择的增加能够减少服务等待时间，如 Ringard 等（2005）[141]通过对挪威医疗数据的分析发现，患者选择的增加能够减少等待时间，Dawson 等（2007）[142]对伦敦地区患者就诊数据实证研究得到了相似的结论。通过上述文献回顾可知，相关研究对于患者选择增加对医疗服务时间的影响有着不一致的结论。

政府补贴私立医院和医保扩大覆盖范围对两层医疗服务系统的运行具有很大的影响。从政府补贴角度，Hoel 和 Saether（2003）[143]研究发现，私立医疗服务的出现有利于公立医疗机构的运行，原因在于等待成本高的患者会前往私立医院接受治疗，从而使医疗需求由公立医院转移到私立医院，减少公立医院的拥堵。他们同时说明了如何通过税收等收入再分配手段决策公立服务系统的等待时间和私立医院的补贴。Canta 和 Leroux（2012）[144]在 Hoel 和 Saether（2003）[143]的研究基础上考虑了患者的收入差异。Qian 等（2017）[145]比较分析了不同的补贴机制对于减少服务延迟和等待成本的影响。从医保支持范围增加角度，Andritsos 和 Tang（2013）[18]针

① http://edition.cnn.com/2009/HEALTH/03/26/medical.tourism/

对欧盟跨境医疗问题，采用排队博弈模型研究了患者、医疗机构和医保部门间的博弈决策问题。在患者存在等待容忍度，医院存在参与约束等条件下，Andritsos 和 Tang（2013）[18]发现跨境就医提高了医疗服务的可及性，能够增加患者的社会福利，但同时跨境就医对等待时间和医保补偿存在双面的影响效果。进一步，Andritsos 和 Tang（2014）[3]同时考虑了跨境就诊和私立、公立医院并存的问题，同样采用排队论框架，研究了患者、医疗机构和医保部门的序贯博弈问题。研究发现，私立医院的存在有利于公立医院的运营，但要在一定的条件范围内，才能达到患者在公立医院等待时间减少、医保支付成本下降和私立医院收益增加的效果。对于跨境就诊，他们同时指出，当患者跨境就诊成本（移动成本）较低时，能够达到规模经济效应，跨境就诊对两个国家的医疗机构均有利，医保部门可以在不增加患者等待时间的条件下减少就诊成本。Chen 等（2015）[146]关注私立医院和公立医院组成的双层医疗服务系统，私立医院以利润最大化为目标，公立医院以社会福利最大化为目标，政府通过税收补贴方式进行调节。研究发现，税收补贴方式能够有效降低公立医院等待时间、改善社会福利，并且存在最优的补贴调控策略。Andritsos 和 Aflaki（2015）[147]研究公立和私立医院间的竞争问题，其中医院通过决策服务能力进行竞争。研究发现，为私立医院提供较大的补贴会造成公立医院等待成本的增加，原因在于医疗需求转移到私立医院，从而使得公立医院失去了规模经济效应。

2.8 医疗支付系统

医疗支付方式是医保政策最重要的内容，一直以来都是医疗运作管理的研究热点。公立医院为患者提供非营利医疗服务，医疗成本由医保基金进行支付，为了控制医疗费用、提高服务效率，各国都在不断改进医保支付系统。当前国内外主要采用的医保支付方式可分为以下几类：按服务项目支付（Fee - For - Service，FFS）、按治疗效果支付（Pay - For - Performance，P4P）、捆绑支付（Bundled Payment，BP）、按人头支付（Capitation，CAP）以及按疾病诊断相关分组支付（Diagnosis Related Groups，DRG）。2017 年 6 月 20 日国务院办公厅在《关于进一步深化基本医疗保险支付方式改革的指导意见》中指出，要“全面推行以按病种付费为主的多元复合式医保支付方式”“开展按疾病诊断相关分组（DRGs）付费试点”“鼓励各地完善按人头、按床日等多种付费方式”。对于分级诊疗系统来说，转诊使患者的服务地点和服务提供者发生了变化，医保支付方式对于转诊决策有着较大的影响。同时，由于下转患者的治疗过程由上下级医院共同承担，因此还会涉及医保支付在上下级医院间的分配问题。

由于 DRG 支付方式涉及急病的分组，实施起来较为复杂，因此当前相关文献主要关注其他几种支付方式对于医院运作的影响。Mcguire（2000）[148]分析了 FFS 和 CAP 在单级医疗系统的效果，指出 FFS 会导致医院存在过度医疗行为，而 CAP 不仅会造成医院服务投入不足，还会催生医院避免治疗病重患者，倾向于治疗病轻患者。Albert Ma 和 Riordan（2002）[149]分析了不同医保支付系统对于患者治疗效果的影响作用。Jiang 等（2012）[150]、Lee 和 Zenios（2012）[151]则进一步研究了医院在不同支付办法下结合不同激励机制的服务决策。Adida 等（2016）[152]分析了在患者与医院进行风险分担博弈情形下，BP 与 FFS 两种支付方式对于医疗绩效的影响，绩效包括患者的选择程度、治疗投入程度、医院的财务情况以及系统的整体收益。Adida 和 Bravo（2018）[126]进一步分析了 FFS 和 P4P 在患者向上转诊问题中对于家庭医生和专家医生决策的影响。

不仅是理论研究，实证研究也发现，不同的医保支付办法对医疗机构的运营决策有着显著的影响，如 Gaynor 和 Gertler（1995）[153]指出，医疗支付方式由 FFS 变成 CAP 后，医生显著地减少了就诊患者数量和服务项目；Huckfeldt 等（2014）[154]指出，改革医疗服务支付办法会对医疗决策造成很大的改变。对于本书关注的分级诊疗系统，Devlin 和 Sarma（2008）[155]基于挪威医疗系统的数据指出，从家庭医生上转到专家医生的患者数量随着医疗支付系统从 FFS 变成 CAP 而减少了。类似的，Ata 等（2013）[156]分析加拿大医疗数据发现，FFS 支付方式的上转病人数量要大于 CAP 支付方式。

通过对医保支付方式相关文献梳理发现，大部分研究关注医保支付方式对单层医疗服务系统运作的影响，主要基于委托代理理论，把支付方当成委托人，医疗机构看成代理人。而从医疗转诊和医保支付方法两个方面同时开展的研究较少，仅有 Adida 和 Bravo（2018）[126]针对上转问题研究过此方面问题。在转诊背景下，不同医保支付方式对于医院决策影响的研究有待进一步发展。

2.9 医疗服务中的激励、补贴与协调

本书还关注分诊协调问题，这里考虑的协调是指通过转移支付、成本共享等机制达到整体最优的效果，协调机制的设计可以由三甲医院或医院主管部门（政府）实施。为此，本部分将回顾医疗运作管理中与补贴、激励相关的机制设计研究。在医疗守门人系统中，一个重要研究问题是如何通过激励守门人或专家使系统达到有效的转诊（Malcomson 等 2002[157]），此部分相关研究已在上文中进行了综述，本部分将对医疗运作管理中除转诊系统外的其他文献进行回顾。

近些年，考虑财政激励对医疗运作影响的研究文献越来越多，如 So 和 Tang（2000）[158]研究了基于结果的医保补偿策略对于药品使用的影响，Jiang 等（2012）[150]提出了针对门诊医疗服务的基于治疗效果的合同机制，在保证治疗效果的前提下，医保部门通过合同机制最小化医疗成本，医疗机构决策不同类型患者间的服务能力分配。Jiang 等（2012）[150]研究发现，一个基于医疗效果且存在惩罚阈值的合同能够协调医疗服务系统。Ata 等（2013）[156]研究对临终关怀医院的激励措施，分析了临终关怀医院收到的支付超过限额的潜在原因，分析了造成其破产的因素。研究发现，如果补贴额存在超出的风险，临终关怀医院有动力刻意接收癌症等生命时间较短的患者。Zhang 等（2016）[159]关注美国的再入院减少计划（Hospital Readmissions Reduction Program，HRRP），该计划通过对再入院率高的医院进行惩罚，以实现减少患者再入院的目的。研究发现，由于许多医院倾向于支付罚金，因此缺乏减少再入院的动力，但是通过调整评价标准能够有效减少患者再入院。Qian 等（2017）[145]研究在公共医疗服务能力无法扩展，以及私立医疗服务价格给定条件下，对患者采用不同的激励补贴方式对于医疗服务系统性能指标的影响（如等待时间等）。

分级诊疗转诊问题，尤其是下转问题，相当于把一部分的医疗服务外包给第三方医疗机构。对于服务外包问题，Cachon 和 Harker（2002）[160]进

行过较早的研究；Allon 和 Federgruen（2005）[161]对服务外包文献进行了详细的回顾综述。Lee 等（2012）[19]研究了随机情形下的“守门人—专家”两阶段服务过程外包问题，其中外包委托方可以将两阶段服务中的单阶段或全部外包出去。研究发现，当两阶段服务系统整体外包时，不存在最优外包合同；而当仅外包单阶段服务时，存在基于承包方表现的激励相容合同，能够达到整体最优。

Hopp 等（2007）[162]首先提出在某些专业服务过程中，服务时间与服务质量间存在正向关系，Anand 等（2011）[163]基于此分析了单层服务系统的定价问题。服务时间的延长造成了服务系统的拥堵，而拥堵与质量之间存在矛盾关系，医疗系统越拥堵，医疗服务质量越低，而这一矛盾的调节变量正是服务时间。Sood 等（2013）[164]综述了服务质量和时间的矛盾如何影响医疗服务支付系统，但是该方向的研究很少涉及关于服务资源优化利用策略的深入研究。

第 3 章　基于服务时间矩信息的门诊预约调度

3.1　问题背景

门诊是医院服务的第一道窗口，是患者就诊最集中的部门，也是“看病难”问题最集中的部门。门诊资源作为医院最直接面向患者的关键服务资源之一，其服务质量直接决定着医院的服务水平，门诊资源的调度是否高效将会直接影响后续部门及整个医院的运作效率。

随着医疗资源优化配置需求的不断增大以及云计算、移动互联网技术和智能终端的快速发展和普及，医疗门诊预约挂号得到了广泛的重视和推广。从政府角度来说，一系列政策指导意见的出台，鼓励和促进着医疗机构广泛开展门诊预约服务，如 2009 年国家卫生部出台《关于在公立医院施行预约诊疗服务工作的意见》指出要积极推动公立医院开展预约诊疗工作，改进预约诊疗服务的组织实施方式，逐步提高门诊预约挂号的比例；2015 年，国家卫生与计划生育委员会印发《进一步改善医疗服务行动计划的通知》以及《进一步改善医疗服务行动计划实施方案（2015—2017 年）的通知》，进一步提出推进预约诊疗服务，要求扩大预约比例，全面推行分时段预约。从市场角度来讲，新兴移动医疗产业的发展也促进着门诊预约服务的发展，据《2015 年移动医疗行业数据报告》指出，截至 2015 年 4 月，我国有 2 000 多款通过认证的移动医疗 App，其中含有预约挂号功能的 App 数量占到总数的 31. 3% 。

随着政策的实施和市场的发展，国内各大综合医院相继开展了预约挂号服务，形成了一定的规模，并取得了一定成效。2016 年 2 月 24 日，国家卫生与计划生育委员会在例行新闻发布会上指出，目前全国三级医院平均预约诊疗率已达到 32.1%，上海市三级公立医院门诊预约就诊率高达 76%。正是认识到门诊预约调度在优化医疗资源效率、引导患者合理有序就医以及缓解供需矛盾保证医疗秩序上的作用，2016 年 2 月 18 日，北京市医管局宣布：到 2016 年年底前，北京儿童医院、天坛医院等 22 家市属医院将逐步取消门诊传统的窗口挂号，全面实现预约就诊。

当前，预约挂号服务已经成为医疗机构提高服务效率、缓解医疗资源短缺的重要手段，同时预约调度问题也成了医疗运营管理的研究热点。而在整个门诊服务过程中，许多不确定因素，如患者接受治疗的时间，患者的迟到、爽约等行为都在一定程度上增加了门诊预约调度问题的难度，如果处理不好这些因素，会进一步造成门诊运营不畅，患者等待时间、医生工作时间延长等问题。

本章假设患者接受门诊治疗的时间为不确定随机变量，在已知随机变量矩信息的情况下，采用分布式鲁棒优化方法建立基于服务时间矩信息的预约调度模型。本章的研究是在 Kong 等（2013）[66] 和 Jiang 等（2015）[55] 的基础上展开的，不同之处在于，Kong 等（2013）通过分析变形将门诊预约调度问题化简为一个协正定优化问题，而在本章中通过采用对偶等方法将问题化成一个两阶段优化问题，并采用与 Jiang 等（2015）类似的分解算法求解问题。同时，在 Jiang 等（2015）的研究中未考虑门诊服务中变量二阶矩对于优化问题的影响，而在本章的模型中考虑了二阶矩约束。

首先给出关于门诊预约调度模型的一些假设。假设医院的某个门诊科室中同一时间只有一个医生提供服务，门诊每天服务的患者人数固定，并且患者按照给定的就诊时间顺序依次到达并接受服务，门诊科室需要在服务开始前给出患者的预约就诊时间。以一天为一个就诊周期，以最小化门诊患者接受服务的等待成本以及医生的工作超时成本为优化目标，求解就诊周期内患者的最优预约时间安排。通过以上的模型假设，将问题表示成一个单服务平台连续服务的预约调度问题，并且在构建模型中，不考虑患者的行为特征对于实际就诊情况的影响，即患者完全按照预约的到达时间出现并就诊，不存在爽约和迟到等行为，同时患者在接受服务过程中不允许被打断。模型的基本假设可总结为以下几点：

①预约门诊中同一时间只有一位医生提供服务，并且医生会准时出诊，在患者就诊期间，医生不会临时终止服务。

②每天安排固定数量的患者就诊，患者按照固定的预约顺序接受服务。

③患者预约后准时就诊，不存在提前到达、爽约、迟到、中断等现象，服务周期内不存在急诊患者或未预约直接就诊的患者。

④患者和医生是同质，即每位患者的服务时间具有相同的分布。

对于门诊预约调度问题，优化目标通常为最小化总成本，总成本一般包括患者的等待成本、医生的空闲成本和超时成本，而对于其中的医生空闲时间来说，当一个就诊周期的总时间为确定的常数时，其可以通过患者等待时间和医生工作超时时间等价表示，因此在本章模型的目标中不考虑医生的空闲成本。通过以上假设说明，问题可简单描述为以最小化患者的等待成本和医生超时成本为优化目标，在已知门诊服务时间部分信息基础上求解患者的最优就诊时间安排。

3.2 符号说明

不失一般性，本章中分布式鲁棒门诊调度模型的相关参数符号可定义如下：

$N=\{1,2,\cdots,n\}$：当日预约患者的指标集，患者按照序列 $1,2,\cdots,n$ 到达并就诊；

$\tilde{u}_i$，$i\in N$：非负随机变量，表示第 i 个患者的随机服务时间；

μ_i，$i\in N$：第 i 个患者服务时间 $\tilde{u}_i$ 的期望值；

σ_i^2，$i\in N$：第 i 个患者服务时间 $\tilde{u}_i$ 的方差；

$D_{\tilde{\boldsymbol{u}}}$：随机变量 $\tilde{\boldsymbol{u}}=(\tilde{u}_1,\tilde{u}_2,\cdots,\tilde{u}_n)$ 的支撑集；

$P_{\tilde{\boldsymbol{u}}}$：随机变量 $\tilde{\boldsymbol{u}}$ 满足矩约束条件的任一概率分布函数；

F：所有满足矩约束条件的概率分布函数集合，即期望为 $\mu=(\mu_1,\mu_2,\cdots,\mu_n)$、方差为 $\sigma^2=(\sigma_1^2,\sigma_2^2,\cdots,\sigma_n^2)$ 的分布函数集合；

w_i，$i\in N$：第 i 个患者接受门诊服务前的等待时间；

$\boldsymbol{s}=[s_1,s_2,\cdots,s_n]^{\mathrm{T}}$：患者就诊的预约时间向量，其中 s_i 表示序列中第 i 个患者的预约时间长度，为优化模型的决策变量；

c_i，$i\in N$：第 i 个患者的等待时间成本系数；

$\tilde{g}_i$，$i\in N$：第 i 个患者的实际就诊时间和分配时间的差，即 $\tilde{g}_i=\tilde{u}_i-s_i$。

在以上的符号参数说明和模型设定下，假设第 1 个预约患者在 0 时刻到达，则第 2 个预约患者的到达时刻为 s_1，第 3 个预约患者的到达时刻为 s_1+s_2，以此类推，第 n 个预约患者的到达时刻为 $\sum_{i=1}^{n-1}s_i$，从而患者的到达时间序列为 $\{0,s_1,s_1+s_2,\cdots,\sum_{i=1}^{n-1}s_i\}$。注意到模型中患者的等待时间 w_i 为患者实际就诊时间和预约时间的差，即患者接受门诊服务的直接等待时间。因此，第一个患者的等待时间为零，即 $w_1=0$，对于 $i\geqslant 2$，当第 $i-1$ 个患者服务超时，即 $\tilde{u}_{i-1}-s_{i-1}>0$ 时，第 i 个患者的等待时间为 $w_i=w_{i-1}+\tilde{u}_{i-1}-s_{i-1}$，否则 $w_i=0$。由此可知，预约患者序列中第 $i(i=2,3,\cdots,n)$ 个患者的等待时间可以表示为：

$$w_i=\max\{0,w_{i-1}+\tilde{u}_{i-1}-s_{i-1}\}=\max\{0,w_{i-1}+\tilde{g}_{i-1}\}$$

依此类推，可得：

$$\begin{aligned}w_i&=\max\{0,w_{i-1}+\tilde{g}_{i-1}\}=\max\{0,\max\{0,w_{i-2}+\tilde{g}_{i-2}\}+\tilde{g}_{i-1}\}\\&=\max\{0,\tilde{g}_{i-1},\tilde{g}_{i-1}+\tilde{g}_{i-2}+w_{i-2}\}\\&=\max\left\{0,\tilde{g}_{i-1},\tilde{g}_{i-1}+\tilde{g}_{i-2},\cdots,\sum_{k=1}^{i-1}\tilde{g}_k\right\},\ i=2,3,\cdots,n\end{aligned}$$

为了方便表示一个就诊周期中医生工作的超时时间，假设存在一个“虚拟患者”，该患者在预先确定的服务周期结束时准时到达，并且此患者被安排在就诊序列的最后一个位置，即第 $n+1$ 个位置，从而该患者的等待时间即为医生工作的超时时间：$w_{n+1}=\{0,w_n+\tilde{g}_n\}$。根据上文的说明，在最小化患者等待成本和医生工作超时成本的目标中，假设第 i 个患者的等待成本系数为 c_i，$i=1,2,\cdots,n+1$，其中 c_{n+1} 表示医生的工作超时成本系数。

3.3 模型建立与分析

根据上一节给出的符号和参数说明，门诊预约调度的目标函数可以表示为：

$$\sum_{I=1}^{n+1} c_i w_I \tag{3.1}$$

从而在期望效用测度下，门诊预约调度优化模型可以表示为：

$$Q:\ = \min E\left[\sum_{i=1}^{n+1} c_i w_I\right] \tag{3.2}$$

$$\text{s. t.}\quad w_i = \max\left\{0,\ \tilde{g}_{i-1},\ \tilde{g}_{i-1} + \tilde{g}_{i-2},\cdots,\ \sum_{k=1}^{i-1}\tilde{g}_k\right\},\ \forall i = 2,\cdots,n+1 \tag{3.3}$$

$$\tilde{G}_i = \tilde{u}_i - s_I,\ \ \forall i = 2,\cdots,n+1 \tag{3.4}$$

$$W_i \geqslant 0, w_1 = 0,\ \tilde{u}_1 = 0, s_1 = 0,\ \forall i = 1,2,\cdots,n+1 \tag{3.5}$$

由模型表达式可以看出，优化目标是关于患者等待时间和医生超时时间的线性函数，模型的约束条件（3.3）中含有最大值函数，处理起来比较复杂，因此考虑采用 Kong 等（2013）对于类似问题的处理方法，将此问题表示成等价的最大网络流问题。在给出预约调度优化问题 Q 的等价形式之前，首先分析在已知就诊时间矩信息的条件下基于期望测度的预约调度分布式鲁棒优化模型，模型的一般形式可表示为：

$$\min_{s\in S}\sup_{P_{\tilde{u}}\in F} E_{P_{\tilde{u}}}[Q(\tilde{\boldsymbol{u}},\boldsymbol{s})] \tag{3.6}$$

分布式鲁棒预约调度模型（3.6）可看成一个两阶段优化问题：首先在最坏分布情况下求得总期望成本的最大值，即求解内层最大化问题得到一个关于决策变量 $\boldsymbol{s}$ 的函数表达式；然后对关于 $\boldsymbol{s}$ 的函数表达式求最小化问题，从而得到分布式鲁棒优化问题的最优解。首先分析内层最大化问题 $\sup_{P_{\tilde{u}}\in F} E_{P_{\tilde{u}}}[Q(\tilde{\boldsymbol{u}},\boldsymbol{s})]$，此时将分布式鲁棒预约调度模型的决策变量 $\boldsymbol{s}$ 看作一个常量，将 $P_{\tilde{u}}$ 看作决策变量求解问题的最大值。分布式鲁棒优化方法是在满足变量分布相关约束条件的一簇概率分布函数上进行的优化求解，而对于就诊时间的概率分布函数，本章假设已知其一阶矩、二阶矩以及支撑区间的相关取值信息，另外 $D_{\tilde{u}}$ 表示就诊时间的取值支撑集，则已知的部分分布信息可以表示为：

$$P(\tilde{\boldsymbol{u}} \in D_{\tilde{u}})=1,\ E[\tilde{\boldsymbol{u}}]=\mu,\ E[\tilde{\boldsymbol{u}}\tilde{\boldsymbol{u}}^{\mathrm{T}}]=\Sigma$$

在模型中不考虑患者就诊服务时间之间的影响，假设患者的就诊服务时间相互独立，即随机向量 $\tilde{u}_i$ 协方差矩阵中非对角线元素全为零，$\Sigma_{(i,j)}=0$，$\forall i\neq j$。从而在已知矩信息条件下，内层问题可以表示成：

$$\max_{P_{\tilde{u}}}\int_{D_{\tilde{u}}} Q(\tilde{\boldsymbol{u}},\boldsymbol{s})\,\mathrm{d}P_{\tilde{u}} \tag{3.7}$$

$$\text{s.t.}\quad \int_{D_{\tilde{u}}}\mathrm{d}P_{\tilde{u}}=1 \tag{3.8}$$

$$\int_{D_{\tilde{u}}}\tilde{u}_i\,\mathrm{d}P_{\tilde{u}}=\mu_I,\ \forall i=1,\cdots,n \tag{3.9}$$

$$\int_{D_{\tilde{u}}}\tilde{u}_i^2\,\mathrm{d}P_{\tilde{u}}=\mu_i^2+\sigma_i^2,\ \forall i=1,\cdots,n \tag{3.10}$$

令 γ，α_I，β_i 分别表示上述优化问题中约束条件（3.8）、（3.9）、（3.10）所对应的对偶变量，从而上式的对偶问题可表示为：

$$\min_{\alpha,\beta,\gamma}\sum_{i=1}^{n}\alpha_i\mu_i+\sum_{i=1}^{n}\beta_i(\mu_i^2+\sigma_i^2)+\gamma \tag{3.11}$$

$$\text{s.t.}\quad \gamma+\sum_{i=1}^{n}\alpha_i\tilde{u}_i+\sum_{i=1}^{n}\beta_i\tilde{u}_i^2\geqslant Q(\tilde{\boldsymbol{u}},s),\ \forall\,\tilde{\boldsymbol{u}}\in D_{\tilde{u}} \tag{3.12}$$

$$\alpha\in R^n,\ \beta\in R^n,\ \gamma\in R \tag{3.13}$$

观察原问题与对偶问题，由于原问题为等式约束，所以对偶变量 γ，α，β 无正负号约束，又由于 $\tilde{\boldsymbol{u}}$ 的取值空间 $D_{\tilde{u}}$ 为有界概率空间，因此对于给定的任一点 $\tilde{\boldsymbol{u}}$，一定存在 $\alpha\in R^n$，$\beta\in R^n$，$\gamma\in R$ 满足约束条件（3.12），由 Slater 条件可知，原问题与对偶问题之间存在强对偶关系，可以通过求解对偶问题获得原问题的最优解和最优目标函数值。而对于对偶问题，可将问题的约束条件（3.12）变形为：

$$\gamma\geqslant Q(\tilde{\boldsymbol{u}},\boldsymbol{s})-\sum_{i=1}^{n}\alpha_i\tilde{u}_i-\sum_{i=1}^{n}\beta_i\tilde{u}_i^2,\ \forall\,\tilde{\boldsymbol{u}}\in D_{\tilde{u}}$$

从而对于任一取值给定的 $\tilde{\boldsymbol{u}}\in D_{\tilde{u}}$，条件

$$\gamma\geqslant\max\left\{Q(\tilde{\boldsymbol{u}},\boldsymbol{s})-\sum_{i=1}^{n}\alpha_i\tilde{u}_i-\sum_{i=1}^{n}\beta_i\tilde{u}_i^2\right\}$$

恒成立，从而对偶问题可以进一步化简为如下的等价形式：

$$\min_{\alpha,\beta\in R^n}\left\{\sum_{i=1}^{n}(\alpha_i\mu_i+\beta_i(\mu_i^2+\sigma_i^2))+\max_{\tilde{\boldsymbol{u}}\in D_{\tilde{\boldsymbol{u}}}}\left\{Q(\tilde{\boldsymbol{u}},\boldsymbol{s})-\sum_{i=1}^{n}(\alpha_i\tilde{u}_i+\beta_i\tilde{u}_i^2)\right\}\right\} \tag{3.14}$$

通过上述推导过程，将含约束的分布式鲁棒优化内部最大化问题变换为对偶等价的最小化问题（3.14），模型（3.14）是无约束优化问题，而分布式鲁棒优化问题的外层优化同样是最小化问题，从而通过对偶变换及分析，将具有 min - max 形式的分布式鲁棒优化问题转化为 min - min 的形式。同时，注意到对偶等价问题的目标函数中含有最大化问题 $\max_{\tilde{\boldsymbol{u}}\in D_{\tilde{\boldsymbol{u}}}}\left\{Q(\tilde{\boldsymbol{u}},\boldsymbol{s})-\sum_{i=1}^{n}(\alpha_i\tilde{u}_i+\beta_i\tilde{u}_i^2)\right\}$，从而又构成了一个内部的最大最小问题，针对该问题，下文中将通过一个两阶段算法进行求解。

下面分析 $Q(\tilde{\boldsymbol{u}},\boldsymbol{s})$ 的结构，拟通过图论中网络流相关知识将问题转化为容易求解的形式。首先假设等待时间成本 $c_i=1, i=1,2,\cdots,n+1$，即假定所有患者具有相同的等待成本并且与医生的超时成本一致。假设一个有向加权最大网络流问题如图 3.1 所示。

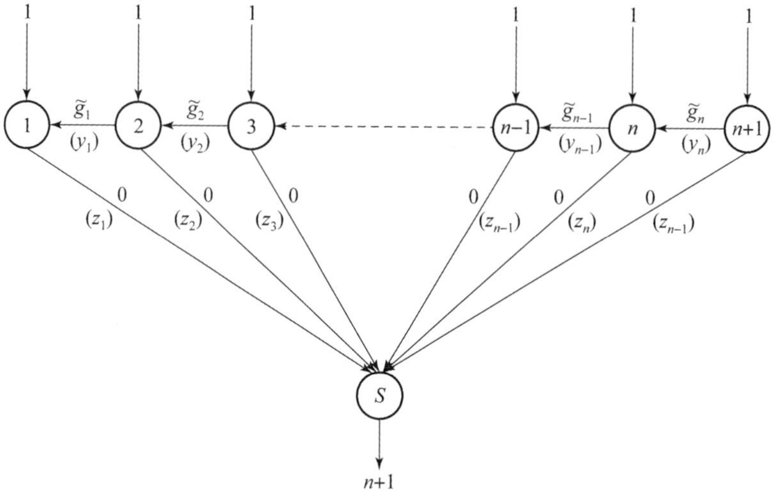

图 3.1　预约调度目标的网络流表示 1

图中有 $n+1$ 个源节点 $\{1,2,\cdots n+1\}$，一个汇节点 S，图中每个源节点的流入量为 1，弧 $(I,S)\{i=1,2,\cdots,n+1\}$ 上的成本为 0，弧 $(i+1,i)$ 上的成本为 $\tilde{g}_i=\tilde{u}_i-s_i$，加权最大网络流问题的决策变量为每段弧上的流量 y_I，$i=1,2,\cdots,n$ 和 $z_I,i=1,2,\cdots,n+1$。因此，最优目标是关于弧成本 $\tilde{g}_i$ 的函数，可以表示为：

$$F(\tilde{g}_i):=\max_{y,z}\sum_{i=1}^{n}\tilde{g}_i y_I \tag{3.15}$$

$$\text{s. t.}\quad y_1-z_1=-1 \tag{3.16}$$

$$y_i-y_{i-1}-z_i=-1,\forall i=2,3,\cdots,n \tag{3.17}$$

$$-y_n-z_{n+1}=-1 \tag{3.18}$$

$$Y_i\geqslant 0,\forall i=1,2,\cdots,n \tag{3.19}$$

$$Z_i\geqslant 0,\forall i=1,2,\cdots,n \tag{3.20}$$

对于该加权最大网络流优化问题，由于 $\tilde{g}_i=\tilde{u}_i-s_i$，因此问题的目标函数也可以看成关于变量 $\tilde{u}_i$ 和 s_i 的函数，即 $f(\tilde{g}_i)=f(\tilde{\boldsymbol{u}},s_i)$。网络流问题的源节点 i 可看作就诊序列中的 i 个患者，如果 $\tilde{g}_{i-1}>0$，即第 $i-1$ 个患者的服务超时，则患者 i 必须等待，从而产生等待成本，与最大成本网络流问题中 y_{i-1} 段弧的加权成本对应。对于门诊预约调度问题 $Q(\tilde{\boldsymbol{u}},\boldsymbol{s})$ 与加权最大网络流问题 $f(\tilde{\boldsymbol{u}},\boldsymbol{s})$ 的等价性可通过如下定理证明得出。

定理 3.1　对于门诊预约调度任意给定的一个排程 $\boldsymbol{s}$，在随机服务时间 $\tilde{\boldsymbol{u}}$ 的任一样本实现下，预约系统的总等待成本等于网络流问题的最大化目标函数。

证明：根据上文中的说明可知，门诊预约调度系统中第 i 个患者的等待时间为：

$$w_i=\max\left\{0,\tilde{g}_{i-1},\tilde{g}_{i-1}+\tilde{g}_{i-2},\cdots,\sum_{k=1}^{i-1}\tilde{g}_k\right\},i=2,3,\cdots,n+1$$

而在网络流问题中，从第 i 个源节点到达汇点的所有路径为：

$$(i\to S),(i\to i-1\to S),\cdots,(i\to i-1\to\cdots 1\to S)$$

因此，在最大加权成本目标下，从第 i 个节点到 S 节点的成本流等于第 i 个患者的等待时间成本。同理依次对第 $i=1,2,\cdots,n+1$ 个患者进行检查分析可得类似结果，因此门诊预约调度问题 $Q(\tilde{\boldsymbol{u}},\boldsymbol{s})$ 等价于上述最大化成本网络流问题，即 $Q(\tilde{\boldsymbol{u}},\boldsymbol{s})=f(\tilde{\boldsymbol{u}},\boldsymbol{s})$。

通过分析转化，含最大化函数的门诊预约调度问题就被转化成了一个简单的线性优化问题，从而分布式鲁棒优化的内层问题（3.14）可以进一步变形为：

$$
\begin{aligned}
&\min_{\alpha,\beta\in R^n}\left\{\sum_{i=1}^{n}(\alpha_i\mu_i+\beta_i(\mu_i^2+\sigma_i^2))+\right.\\
&\left.\max_{\tilde{u}\in D_{\tilde{u}}}\left\{Q(\tilde{\boldsymbol{u}},\boldsymbol{s})-\sum_{i=1}^{n}(\alpha_i\tilde{u}_i+\beta_i\tilde{u}_i^2)\right\}\right\}\\
=&\min_{\alpha,\beta\in R^n}\left\{\sum_{i=1}^{n}(\alpha_i\mu_i+\beta_i(\mu_i^2+\sigma_i^2))+\right.\\
&\left.\max_{\tilde{\boldsymbol{u}}\in D_{\tilde{\boldsymbol{u}}}}\left\{\max_{y\in Y}\sum_{i=1}^{n}\tilde{g}_iy_i-\sum_{i=1}^{n}(\alpha_i\tilde{u}_i+\beta_i\tilde{u}_i^2)\right\}\right\}\\
=&\min_{\alpha,\beta\in R^n}\left\{\sum_{i=1}^{n}(\alpha_i\mu_i+\beta_i(\mu_i^2+\sigma_i^2))+\right.\\
&\left.\max_{\tilde{\boldsymbol{u}}\in D_{\tilde{\boldsymbol{u}}}}\max_{y\in Y}\left\{\sum_{i=1}^{n}\tilde{g}_iy_i-\sum_{i=1}^{n}(\alpha_i\tilde{u}_i+\beta_i\tilde{u}_i^2)\right\}\right\}\\
=&\min_{\alpha,\beta\in R^n}\left\{\sum_{i=1}^{n}(\alpha_i\mu_i+\beta_i(\mu_i^2+\sigma_i^2))+\right.\\
&\left.\max_{y\in Y}\max_{\tilde{\boldsymbol{u}}\in D_{\tilde{\boldsymbol{u}}}}\left\{\sum_{i=1}^{n}\tilde{g}_iy_i-\sum_{i=1}^{n}(\alpha_i\tilde{u}_i+\beta_i\tilde{u}_i^2)\right\}\right\}
\end{aligned}
$$

其中，集合 Y 表示网络流问题解的可行域 (Y,Z) 中的 Y 集合，即满足约束条件（3.16）~（3.20）的所有 y 构成的向量集合 $\boldsymbol{y}=(y_1,y_2,\cdots,y_{n+1})\in Y$。将上式中内部最大化问题记作：

$$
\begin{aligned}
G(\alpha,\beta,\boldsymbol{y},s):&=\max_{\tilde{\boldsymbol{u}}\in D_{\tilde{\boldsymbol{u}}}}\left\{\sum_{i=1}^{n}\tilde{g}_iy_i-\sum_{i=1}^{n}(\alpha_i\tilde{u}_i+\beta_i\tilde{u}_i^2)\right\}\\
&=\max_{\tilde{\boldsymbol{u}}\in D_{\tilde{\boldsymbol{u}}}}\left\{\sum_{i=1}^{n}(\tilde{u}_i-s_i)y_i-\sum_{i=1}^{n}(\alpha_i\tilde{u}_i+\beta_i\tilde{u}_i^2)\right\}
\end{aligned}
$$

从而分布式鲁棒优化的内部问题可以化简为：

$$
\min_{\alpha,\beta\in R^n}\left\{\sum_{i=1}^{n}(\alpha_i\mu_i+\beta_i(\mu_i^2+\sigma_i^2))+\max_{\boldsymbol{y}\in Y}G(\alpha,\beta,\boldsymbol{y},\boldsymbol{s})\right\}\quad(3.21)
$$

由于分布式鲁棒优化问题（3.16）的外层函数为最小化问题，因此将变形后的内部问题（3.21）带回原问题，分布式鲁棒优化模型可化为：

$$\min_{\boldsymbol{s}\in S,\alpha,\beta\in R^n}\left\{\sum_{i=1}^{n}(\alpha_i\mu_i+\beta_i(\mu_i^2+\sigma_i^2))+\max_{\boldsymbol{y}\in Y}G(\alpha,\beta,\boldsymbol{y},\boldsymbol{s})\right\} \tag{3.22}$$

对模型（3.22）进一步变形可得分布式鲁棒优化问题的最终形式：

$$\min_{\boldsymbol{s}\in S,\alpha,\beta\in R^n,\delta}\sum_{i=1}^{n}(\alpha_i\mu_i+\beta_i(\mu_i^2+\sigma_i^2))+\delta \tag{3.23}$$

$$\text{s.t.}\quad \delta\geqslant\max_{y\in Y}G(\alpha,\beta,\boldsymbol{y},\boldsymbol{s})$$

$$\equiv\max_{\boldsymbol{y}\in Y,\ \tilde{\boldsymbol{u}}\in D_{\tilde{\boldsymbol{u}}}}\left\{\sum_{i=1}^{n}(\tilde{u}_i-s_i)y_i-\sum_{i=1}^{n}(\alpha_i\tilde{u}_i+\beta_i\tilde{u}_i^2)\right\}$$

在上述模型推导中，本章假设患者的等待时间成本 $c_i=1, i=1,2,\cdots,n+1$，由于第 $n+1$ 个患者为虚拟患者，因而假设中的医生超时成本 c_{n+1} 与患者等待成本相同。通常等待成本被假定为其所能带来的机会成本，一般采用单位消耗时间所对应的工资标准进行衡量。国内外劳动法规一般规定在工作时延长劳动时间的，应支付不少于劳动者工资 150% 的工资报酬，而根据美国的收入统计，医生的平均年收入是普通大众平均年收入的 10 倍，下面将对不同等待时间成本的情形进行说明。

与前文所述类似，对于不同时间成本权重的门诊预约调度问题（3.2）~（3.5），同样可以通过一个最大加权网络流问题来表示。如图 3.2 所示，假设一个网络图中有 $n+1$ 个源节点 $1,2,\cdots,n+1$，一个汇节点 S，弧 (I,S)，$i=1,2,\cdots,n+1$ 上的成本为 0，弧 $(i+1,i)$ 上的成本为 $\tilde{g}_i=\tilde{u}_i-s_i$，每个源节点的输入量由上文中的 1 相应地变为 c_i，因此加权最大网络流问题可以表示为：

$$F(\tilde{g}_i):=\max_{y,z}\sum_{i=1}^{n}\tilde{g}_i y_I \tag{3.24}$$

$$\text{s.t.}\quad y_1-z_1=-c_1 \tag{3.25}$$

$$y_i-y_{i-1}-z_i=-c_I,\ \forall i=2,3,\cdots,n \tag{3.26}$$

$$-y_n-z_{n+1}=-c_{n+1} \tag{3.27}$$

$$Y_i\geqslant 0,\ \forall i=1,2,\cdots,n \tag{3.28}$$

$$Z_i\geqslant 0,\ \forall i=1,2,\cdots,n \tag{3.29}$$

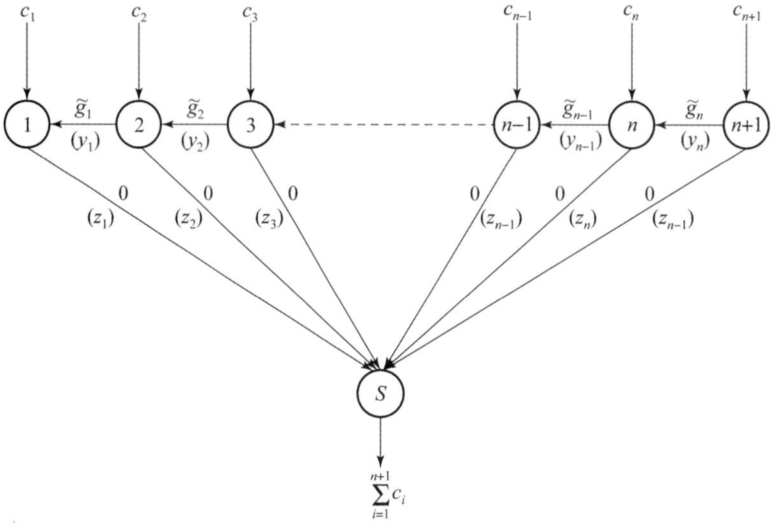

图 3.2 预约调度目标的网络流表示 2

对于该问题，可同样采用定理 3.1 中逐个节点检查的方式证明门诊预约调度问题与最大加权网络流问题等价。从而按照上文的模型分析处理框架可将不同时间成本下的分布式鲁棒门诊预约调度模型转化为一个两阶段线性规划问题，针对变形化简得到的两阶段问题，下面给出求解算法。

3.4 分布式鲁棒预约调度问题求解算法

对于上节得出的两阶段优化模型，Nemhauser 和 Wolsey（1999）指出可以通过一个基于割平面分解的两阶段优化算法进行求解[165]，并且 Jiang 等（2015）采用该算法分别在期望测度和 CVaR 测度下对存在门诊患者爽约行为的预约调度问题进行了求解[55]。基于算法思路和现有研究框架，本部分将对两阶段割平面求解算法进行说明，在此之前首先给出分布式鲁棒优化问题（3.23）中函数 $\max_{y \in Y} G(\alpha,\beta,\boldsymbol{y},\boldsymbol{s})$ 的一些性质。

定理 3.2 对于任意给定的 α，β 和 $\boldsymbol{s}$，函数 $\max_{y \in Y} G(\alpha,\beta,\boldsymbol{y},\boldsymbol{s})$ 有界，并且函数 $\max_{y \in Y} G(\alpha,\beta,\boldsymbol{y},\boldsymbol{s})$ 是关于 α，β，$\boldsymbol{s}$ 的分段线性凸函数，且分段数有限。

证明：

由所研究问题的背景和假设可知，变量 $\boldsymbol{y}$ 的可行值域 Y 表示网络流问题中弧流量的可能取值集合，变量 $\tilde{\boldsymbol{u}}$ 的可行值域 $D_{\tilde{\boldsymbol{u}}}$ 表示患者就诊时间的可能取值集合，因此集合 Y 和 $D_{\tilde{\boldsymbol{u}}}$ 为有界集合。从而

$$\max_{y \in Y} G(\alpha,\beta,\boldsymbol{y},\boldsymbol{s}) = \max_{y \in Y,\, \tilde{\boldsymbol{u}} \in D_{\tilde{\boldsymbol{u}}}} \left\{ \sum_{i=1}^{n} (\tilde{u}_i - s_i) y_i - \sum_{i=1}^{n} (\alpha_i \tilde{u}_i + \beta_i \tilde{u}_i^2) \right\} < +\infty$$

由此可知 $\max_{y \in Y} G(\alpha,\beta,\boldsymbol{y},\boldsymbol{s})$ 为有界函数。

对于给定的 y_i 和 $\tilde{u}_I$，表达式 $\sum_{i=1}^{n} (\tilde{u}_i - s_i) y_i - \sum_{i=1}^{n} (\alpha_i \tilde{u}_i + \beta_i \tilde{u}_i^2)$ 是关于变量 α，β，$\boldsymbol{s}$ 的线性函数，因此函数 G 关于 $\boldsymbol{y}$ 求最大相当于对一簇线性函数求最大值，注意到最大值函数为凸函数，因此 $\max_{y \in Y} G(\alpha,\beta,\boldsymbol{y},\boldsymbol{s})$ 是关于变量 $\alpha,\beta,\boldsymbol{s}$ 的分段线性凸函数。

下面证明 $\max_{y \in Y} G(\alpha,\beta,\boldsymbol{y},\boldsymbol{s})$ 由有限个变量 $\alpha,\beta,\boldsymbol{s}$ 的线性函数组成，由于

$$\max_{y \in Y} G(\alpha,\beta,\boldsymbol{y},\boldsymbol{s}) = \max_{y \in Y,\, \tilde{\boldsymbol{u}} \in D_{\tilde{\boldsymbol{u}}}} \left\{ \sum_{i=1}^{n} (\tilde{u}_i - s_i) y_i - \sum_{i=1}^{n} (\alpha_i \tilde{u}_i + \beta_i \tilde{u}_i^2) \right\}$$

是关于 $\boldsymbol{y}$ 和 $\tilde{\boldsymbol{u}}$ 的最大值函数，并且解的取值域 Y 和 $D_{\tilde{\boldsymbol{u}}}$ 为有界集合，因此 $\max_{y \in Y} G(\alpha,\beta,\boldsymbol{y},\boldsymbol{s})$ 关于 $\alpha,\beta,\boldsymbol{s}$ 的每个线性部分分别对应解空间上一个奇异的 $\boldsymbol{y}$ 和 $\tilde{\boldsymbol{u}}$ 点；由于解空间有界，因此奇异点的个数为有限个，从而函数 $\max_{y \in Y} G(\alpha,\beta,\boldsymbol{y},\boldsymbol{s})$ 由有限个关于变量 $\alpha,\beta,\boldsymbol{s}$ 的线性函数组成。

由定理3.2可知，分布式鲁棒优化模型（3.23）的约束条件右侧为有界分段线性凸函数，从而给出了一个由变量 $\alpha,\beta,\boldsymbol{s}$ 确定的多面体，优化目标即为在该多面体上求解最小值函数。针对本章的分布式鲁棒门诊预约调度模型，Nemhauser 和 Wolsey（1999）提出的割平面求解算法[165]步骤可表示如下：

①初始化分布式鲁棒优化模型的变量取值空间 S，Y 以及就诊时间的支撑集 $D_{\tilde{\boldsymbol{u}}}$，设定割平面集 $\{L(\boldsymbol{s},\alpha,\beta,\delta) \geqslant 0\} \neq \varnothing$；

②求解（3.23）中的主问题：

$$\min_{s \in S, \alpha,\beta \in R^n, \delta} \sum_{i=1}^{n} (\alpha_i \mu_i + \beta_i (\mu_i^2 + \sigma_i^2)) + \delta$$
$$\text{s.t.} \quad \{L(\boldsymbol{s},\alpha,\beta,\delta) \geqslant 0\} \neq \varnothing$$

求得并记录问题最优解($\boldsymbol{s}^*,\alpha^*,\beta^*,\delta^*$);

③求解(3.23)中的约束分割问题:

$$\max_{\boldsymbol{y}\in Y}G(\alpha,\beta,\boldsymbol{y},\boldsymbol{s})\equiv\max_{\boldsymbol{y}\in Y,\tilde{\boldsymbol{u}}\in D_{\tilde{\boldsymbol{u}}}}\left\{\sum_{i=1}^{n}(\tilde{u}_i-s_i)y_i-\sum_{i=1}^{n}(\alpha_i\tilde{u}_i+\beta_i\tilde{u}_i^2)\right\}$$

其中,$\boldsymbol{s},\alpha,\beta$ 的取值为第二步中所求得的最优解($\boldsymbol{s}^*,\alpha^*,\beta^*$),求得并记录分割问题最优解($\boldsymbol{y}^*,\tilde{\boldsymbol{u}}^*$);

④如果不等式 $\delta^*\geqslant\sum_{i=1}^{n}(\tilde{u}_i^*-s_i^*)y_i^*-\sum_{i=1}^{n}(\alpha_i^*\tilde{u}_i+\beta_i^*\tilde{u}_i^{*2})$ 成立,则 $\boldsymbol{s}^*$ 即为所求的最优患者就诊时间安排,求解停止,否则,进行第⑤步;

⑤将 $\delta\geqslant\sum_{i=1}^{n}(\tilde{u}_i^*-s_i^*)y_i^*-\sum_{i=1}^{n}(\alpha_i^*\tilde{u}_i+\beta_i^*\tilde{u}_i^{*2})$ 添加到分割集 $\{L(\boldsymbol{s},\alpha,\beta,\delta)\geqslant0\}$ 中,转入第②步。

第 4 章　基于服务时间矩区间信息的门诊预约调度

4.1　问题背景与符号说明

在运作管理优化过程中，一般情况下很难准确判断未知变量的分布函数，因此在第 3 章中，在假设已知患者就诊时间矩信息的条件下研究了门诊预约调度问题。需要注意的是在建立模型的过程中，第 3 章中假设已知不确定服务时间一阶矩和二阶矩的取值，这也是分布式鲁棒优化相关研究对于不确定问题最常用的处理方式。然而在实践中，矩信息的获取一般都是基于样本统计或经验估计获得的，由于样本取值方法、变量自身的波动等因素的影响，通过常用统计方法获取的矩信息一般也无法保证估计的准确性；对此，Delage 和 Ye（2010）提出了基于不确定变量矩区间信息的分布式鲁棒优化研究框架[114]。本章将在第 3 章的研究基础上，采用 Delage 和 Ye 的基于矩区间的分布式鲁棒优化研究框架，考虑门诊服务时间的不确定性，对第 3 章的分布式鲁棒优化门诊预约调度进行拓展研究。采用与第 3 章一致的符号参数，可表示如下：

$N=\{1,2,\cdots,n\}$：预约患者的指标集，患者按照序列 $1,2,\cdots,n$ 到达并就诊；

$\tilde{u}_i$，$i\in N$：非负随机变量，表示第 i 个患者的服务时间；

μ_i，$i\in N$：第 i 个患者服务时间 $\tilde{u}_i$ 的期望值；

σ_i^2，$i\in N$：第 i 个患者服务时间 $\tilde{u}_i$ 的方差；

$D_{\tilde{u}}$：随机变量 $\tilde{\boldsymbol{u}}=(\tilde{u}_1,\tilde{u}_2,\cdots,\tilde{u}_n)$ 的支撑集；

$P_{\tilde{u}}$：随机变量 $\tilde{\boldsymbol{u}}$ 满足矩约束条件的任一概率分布函数；

F：所有满足矩约束条件的概率分布函数集合，即期望为 $\mu=(\mu_1,\mu_2,\cdots,\mu_n)$、方差为 $\sigma^2=(\sigma_1^2,\sigma_2^2,\cdots,\sigma_n^2)$ 的分布函数集合；

w_i，$i\in N$：第 i 个患者接受门诊服务前的等待时间；

$\boldsymbol{s}=[s_1,s_2,\cdots,s_n]^{\mathrm{T}}$：优化模型的决策变量，表示患者就诊的预约时间向量，其中 s_i 表示序列中第 i 个患者的预约时间长度；

c_i，$i\in N$：第 i 个患者的就诊等待成本系数；

$\tilde{g}_i$，$i\in N$：第 i 个患者的实际就诊时间和分配时间的差，即 $\tilde{g}_i=\tilde{u}_i-s_i$。

同样假设存在一个在服务周期结束时到达的“虚拟患者”，并且此患者被安排在就诊序列的第 $n+1$ 个位置，该患者的等待时间即为医生工作的超时时间，以最小化患者的等待成本和医生的工作超时成本为目标，下面将给出模型的具体形式并进行相应的化简分析。

4.2 模型的建立与分析

在给出本章的模型之前，我们首先介绍 Schur 补的概念和相关性质，该部分内容会在接下的引理、定理证明中用到。在线性代数或矩阵理论中，Schur 补对应的是分块矩阵的一个子块，其定义如下。

定理 4.1 假设分块矩阵 $\boldsymbol{M}$ 可表示为 $\boldsymbol{M}=\begin{pmatrix}\boldsymbol{A} & \boldsymbol{B}\\ \boldsymbol{C} & \boldsymbol{D}\end{pmatrix}$，其中 $\boldsymbol{A}$ 表示 m 阶非奇异矩阵，则 $\boldsymbol{D}-\boldsymbol{C}\boldsymbol{A}^{-1}\boldsymbol{B}$ 称作矩阵 $\boldsymbol{M}$ 关于 $\boldsymbol{A}$ 的 Schur 补，记作 $\boldsymbol{M}/\boldsymbol{A}$。

由定义可知，分块矩阵中每个可逆子方阵都存在一个与之对应的 Schur 补。实际上，Schur 补是通过以可逆子阵为基，对分块矩阵进行高斯消元法获得的。

对于矩阵 $\boldsymbol{M}$，当分块方阵 $\boldsymbol{A}$ 为非奇异时，对分块矩阵进行初等变换：

$$\boldsymbol{M}=\begin{pmatrix}\boldsymbol{A} & \boldsymbol{B}\\ \boldsymbol{C} & \boldsymbol{D}\end{pmatrix}\to\begin{pmatrix}\boldsymbol{A} & \boldsymbol{B}\\ \boldsymbol{C}-\boldsymbol{C}\boldsymbol{A}^{-1}\boldsymbol{A} & \boldsymbol{D}-\boldsymbol{C}\boldsymbol{A}^{-1}\boldsymbol{B}\end{pmatrix}\to\begin{pmatrix}\boldsymbol{A} & \boldsymbol{B}\\ 0 & \boldsymbol{D}-\boldsymbol{C}\boldsymbol{A}^{-1}\boldsymbol{B}\end{pmatrix}$$

即存在分块初等矩阵 $\begin{pmatrix}\boldsymbol{I} & 0\\ -\boldsymbol{C}\boldsymbol{A}^{-1} & \boldsymbol{I}\end{pmatrix}$，使得

$$\begin{pmatrix}\boldsymbol{I} & 0\\ -\boldsymbol{C}\boldsymbol{A}^{-1} & \boldsymbol{I}\end{pmatrix}\begin{pmatrix}\boldsymbol{A} & \boldsymbol{B}\\ \boldsymbol{C} & \boldsymbol{D}\end{pmatrix}=\begin{pmatrix}\boldsymbol{A} & \boldsymbol{B}\\ 0 & \boldsymbol{D}-\boldsymbol{C}\boldsymbol{A}^{-1}\boldsymbol{B}\end{pmatrix}$$

通过上述分析，对于分块矩阵 $\boldsymbol{M}=\begin{pmatrix}\boldsymbol{A} & \boldsymbol{B}\\ \boldsymbol{C} & \boldsymbol{D}\end{pmatrix}$，可得如下性质。

性质 4.1　如果分块矩阵 $\boldsymbol{A}$ 为非奇异矩阵，那么方阵 $\boldsymbol{M}$ 的行列式等于 $\boldsymbol{A}$ 的行列式与其 Schur 补 $\boldsymbol{M/A}$ 的行列式的乘积，即 $\det(\boldsymbol{M})=\det(\boldsymbol{A})\det(\boldsymbol{M/A})$。

证明：由矩阵相关理论可知，对一个矩阵进行初等变换不改变其行列式的取值，从而

$$\boldsymbol{M}=\begin{Vmatrix}\boldsymbol{A} & \boldsymbol{B}\\ \boldsymbol{C} & \boldsymbol{D}\end{Vmatrix}=\begin{Vmatrix}\boldsymbol{A} & \boldsymbol{B}\\ 0 & \boldsymbol{D}-\boldsymbol{C}\boldsymbol{A}^{-1}\boldsymbol{B}\end{Vmatrix}=\det(\boldsymbol{A})\det(\boldsymbol{M/A})$$

同理，假设分块方阵 $\boldsymbol{B}$，$\boldsymbol{C}$，$\boldsymbol{D}$ 为非奇异矩阵，则分块矩阵 $\boldsymbol{M}$ 关于 $\boldsymbol{B}$，$\boldsymbol{C}$，$\boldsymbol{D}$ 的 Schur 补具有如下的定义和性质：

$$\boldsymbol{M/B}=\boldsymbol{C}-\boldsymbol{D}\boldsymbol{B}^{-1}\boldsymbol{A},\ \det(\boldsymbol{M})=\det(\boldsymbol{B})\det(\boldsymbol{M/B})$$

$$\boldsymbol{M/C}=\boldsymbol{C}-\boldsymbol{D}\boldsymbol{A}^{-1}\boldsymbol{B},\ \det(\boldsymbol{M})=\det(\boldsymbol{C})\det(\boldsymbol{M/C})$$

$$\boldsymbol{M/D}=\boldsymbol{A}-\boldsymbol{B}\boldsymbol{D}^{-1}\boldsymbol{C},\ \det(\boldsymbol{M})=\det(\boldsymbol{D})\det(\boldsymbol{M/D})$$

根据上述的模型参数说明，$\tilde{\boldsymbol{u}}=(\tilde{u}_1,\tilde{u}_2,\cdots,\tilde{u}_n)$ 表示随机服务时间向量，$\boldsymbol{\mu}=(\mu_1,\mu_2,\cdots,\mu_n)$ 表示 $\tilde{\boldsymbol{u}}$ 的均值，$\boldsymbol{\Sigma}$ 表示 $\tilde{\boldsymbol{u}}$ 的协方差矩阵；按照 Delage 和 Ye 的模型设定，假设存在关于矩区间信息的约束变量 $\gamma_1\geqslant 0$，$\gamma\geqslant 1$，并且随机变量的矩区间分布信息可表示为：

$$(E\tilde{\boldsymbol{u}}-\boldsymbol{\mu})\boldsymbol{\Sigma}^{-1}(E\tilde{\boldsymbol{u}}-\boldsymbol{\mu})\leqslant\gamma_1 \tag{4.1}$$

$$E[(\tilde{\boldsymbol{u}}-\boldsymbol{\mu})(\tilde{\boldsymbol{u}}-\boldsymbol{\mu})^{\mathrm{T}}]\leqslant\gamma_2\boldsymbol{\Sigma} \tag{4.2}$$

式子中，约束条件（4.1）表示变量 $\tilde{\boldsymbol{u}}$ 的均值在一个以 $\boldsymbol{\mu}$ 为中心，以 γ_1 为半径的椭球内。约束条件（4.2）表示变量 $\tilde{\boldsymbol{u}}$ 的二阶中心矩在一个由协方差矩阵 $\boldsymbol{\Sigma}$ 定义的半正定矩阵中。通过假设变量 $\tilde{\boldsymbol{u}}$ 满足上述约束，实际上我们通过样本协方差限定了变量均值与样本均值的接近程度，也就是说要在给定的范围内，并且参数 γ_1，γ_2 实际上给出了关于变量均值和协方差的置信区间。

假设变量 $\tilde{\boldsymbol{u}}$ 的一个给定的样本集为 $\{a_i\}_{i=1}^{N}$，则参数 $\boldsymbol{\mu}$，$\boldsymbol{\Sigma}$ 可以通过计算样本矩阵和样本协方差获得：

$$\boldsymbol{\mu} = = \frac{\sum_{i=1}^{N} a_i}{N}, \boldsymbol{\Sigma} = \frac{1}{N}\sum_{i=1}^{N}(a_i - \boldsymbol{\mu})(a_i - \boldsymbol{\mu})^{\mathrm{T}}$$

而对于参数 γ_1，γ_2，Delage 和 Ye 给出了如下求解公式：

$$\gamma_1 = \frac{\beta(\delta/2)}{1 - \alpha(\delta/4) - \beta(\delta/2)}, \ \gamma_2 = \frac{1 + \beta(\delta/2)}{1 - \alpha(\delta/4) - \beta(\delta/2)}$$

其中

$$\alpha(\delta/4) = \frac{R^2}{\sqrt{N}}\left(\sqrt{1 - m/R^2} + \sqrt{\ln(4/\delta)}\right)$$

$$\beta(\delta/4) = \frac{R^2}{\sqrt{N}}\left(2 + \sqrt{2\ln(2/\delta)}\right)^2$$

$$R = \left(1 - (\hat{R} + 2)\frac{2 + \sqrt{2\ln(4/\delta)}}{\sqrt{N}}\right)^{-\frac{1}{2}}\hat{R}$$

$$\hat{R} = \sup_{\boldsymbol{\mu} \in D_{\tilde{\boldsymbol{u}}}} \left\| \boldsymbol{\Sigma}^{\frac{1}{2}}(\boldsymbol{u} - \boldsymbol{\mu}) \right\|$$

在上述矩约束条件下，分布式鲁棒优化的分布函数集合可表示如下：

$$F = \left\{ P \left| \begin{array}{c} P(\tilde{\boldsymbol{u}} \in D_{\tilde{\boldsymbol{u}}}) = 1 \\ (E\tilde{\boldsymbol{u}} - \boldsymbol{\mu})\boldsymbol{\Sigma}^{-1}(E\tilde{\boldsymbol{u}} - \boldsymbol{\mu}) \leqslant \gamma_1 \\ E[(\tilde{\boldsymbol{u}} - \boldsymbol{\mu})(\tilde{\boldsymbol{u}} - \boldsymbol{\mu})^{\mathrm{T}}] \leqslant \gamma_2 \boldsymbol{\Sigma} \end{array} \right. \right\} \tag{4.3}$$

本章模型仍然采用最小化总期望等待时间成本为目标，假设总期望等待时间成本为 $Q(\tilde{\boldsymbol{u}}, \boldsymbol{s})$ 与第 3 章中一致，最小化期望等待时间的优化模型可表示为：

$$Q: = \min E\left[\sum_{i=1}^{n+1} c_i w_I\right] \tag{4.4}$$

$$\text{s.t.} \quad w_i = \max\left\{0, \tilde{g}_{i-1}, \tilde{g}_{i-1} + \tilde{g}_{i-2}, \cdots, \sum_{k=1}^{i-1} \tilde{g}_k\right\}, \forall i = 2, \cdots, n+1 \tag{4.5}$$

$$\tilde{g}_i = \tilde{u}_i - s_I, \ \forall i = 2, \cdots, n+1 \tag{4.6}$$

$$W_i \geqslant 0, w_1 = 0, \tilde{u}_1 = 0, s_1 = 0, \forall i = 1, 2, \cdots, n+1 \tag{4.7}$$

则在已知患者就诊时间的矩区间信息条件下，分布式鲁棒优化门诊预约调度问题可以表示为：

$$\min_{s\in S}\sup_{P_{\tilde{u}}\in F}E_{P_{\tilde{u}}}[Q(\tilde{\boldsymbol{u}},\boldsymbol{s})] \tag{4.8}$$

对于分布式鲁棒优化的内层问题，在基于区间的矩约束条件下，问题具有如下的形式：

$$\max_{P\in F}\int_{D_{\tilde{u}}}Q(\tilde{\boldsymbol{u}},\boldsymbol{s})\mathrm{d}P_{\tilde{u}} \tag{4.9}$$

$$\text{s.t.}\ \int_{D_{\tilde{u}}}\mathrm{d}P_{\tilde{u}}=1 \tag{4.10}$$

$$\int_{D_{\tilde{u}}}(\tilde{\boldsymbol{u}}-\boldsymbol{\mu})(\tilde{\boldsymbol{u}}-\boldsymbol{\mu})^{\mathrm{T}}\mathrm{d}P_{\tilde{u}}\leqslant\gamma_2\boldsymbol{\Sigma} \tag{4.11}$$

$$\int_{D_{\tilde{u}}}\begin{bmatrix}\boldsymbol{\Sigma} & (\tilde{\boldsymbol{u}}-\boldsymbol{\mu})\\ (\tilde{\boldsymbol{u}}-\boldsymbol{\mu})^{\mathrm{T}} & \gamma_1\end{bmatrix}\mathrm{d}P_{\tilde{u}}\geqslant 0 \tag{4.12}$$

在内层优化问题（4.9）~（4.12）中，约束条件（4.10）表示变量 $\tilde{\boldsymbol{u}}$ 在给定的支撑集 $D_{\tilde{u}}$ 中，约束条件（4.11）表示对于变量 $\tilde{\boldsymbol{u}}$ 的二阶中心矩约束，对应于条件（4.1），可由条件（4.1）不等式两边同时取积分而得，约束条件（4.12）表示对于变量 $\tilde{\boldsymbol{u}}$ 的均值约束，对应条件（4.2），下面说明条件（4.12）与条件（4.2）等价。

引理 4.1　假设变量 $\tilde{\boldsymbol{u}}$ 的协方差矩阵 $\boldsymbol{\Sigma}$ 为可逆矩阵，则条件（4.12）与条件（4.2）等价。

证明：①充分性。

由条件得：$(E[\tilde{\boldsymbol{u}}]-\boldsymbol{\mu})\boldsymbol{\Sigma}^{-1}(E[\tilde{\boldsymbol{u}}]-\boldsymbol{\mu})\leqslant\gamma_1$

可得

$$\gamma_1-(E[\tilde{\boldsymbol{u}}]-\boldsymbol{\mu})\boldsymbol{\Sigma}^{-1}(E[\tilde{\boldsymbol{u}}]-\boldsymbol{\mu})\geqslant 0$$

又根据 Schur 补的定义可知，在分块矩阵 $\boldsymbol{A}=\begin{bmatrix}\boldsymbol{\Sigma} & (\tilde{\boldsymbol{u}}-\boldsymbol{\mu})\\ (\tilde{\boldsymbol{u}}-\boldsymbol{\mu})^{\mathrm{T}} & \gamma_1\end{bmatrix}$中，可逆矩阵 $\boldsymbol{\Sigma}$ 的 Schur 补为$\gamma_1-(E[\tilde{\boldsymbol{u}}]-\boldsymbol{\mu})\boldsymbol{\Sigma}^{-1}(E[\tilde{\boldsymbol{u}}]-\boldsymbol{\mu})$，从而存在可逆矩阵

$$\boldsymbol{B}=\begin{bmatrix}\boldsymbol{I} & 0\\ -(\tilde{\boldsymbol{u}}-\boldsymbol{\mu})^{\mathrm{T}}\boldsymbol{\Sigma}^{-1} & 1\end{bmatrix}$$

使得

$$\boldsymbol{BAB}^{\mathrm{T}}=\boldsymbol{C},\ \boldsymbol{C}=\begin{bmatrix}\boldsymbol{\Sigma} & 0\\ 0 & \gamma_1-(E[\tilde{\boldsymbol{u}}]-\boldsymbol{\mu})\boldsymbol{\Sigma}^{-1}(E[\tilde{\boldsymbol{u}}]-\boldsymbol{\mu})\end{bmatrix}$$

即得矩阵 $\boldsymbol{A}$ 合同于矩阵 $\boldsymbol{C}$，又由于矩阵 $\boldsymbol{C}$ 的主子式等于矩阵 $\boldsymbol{\Sigma}$ 的主子式或 $\boldsymbol{\Sigma}$ 的主子式乘以 $\gamma_1-(E[\tilde{\boldsymbol{u}}]-\boldsymbol{\mu})\boldsymbol{\Sigma}^{-1}(E[\tilde{\boldsymbol{u}}]-\boldsymbol{\mu})$，从而可知矩阵 $\boldsymbol{C}$ 为半正定矩阵，即得矩阵 $\boldsymbol{A}$ 为半正定矩阵，条件（4.2）成立。

②必要性。

如果条件（4.2）成立，则对于矩阵

$$\boldsymbol{A}=\begin{bmatrix}\boldsymbol{\Sigma} & (\tilde{\boldsymbol{u}}-\boldsymbol{\mu})\\ (\tilde{\boldsymbol{u}}-\boldsymbol{\mu})^{\mathrm{T}} & \gamma_1\end{bmatrix}$$

存在初等矩阵

$$\boldsymbol{B}=\begin{bmatrix}\boldsymbol{I} & 0\\ -(\tilde{\boldsymbol{u}}-\boldsymbol{\mu})^{\mathrm{T}}\boldsymbol{\Sigma}^{-1} & 1\end{bmatrix}$$

使得

$$\boldsymbol{BAB}^{\mathrm{T}}=\boldsymbol{C},\ \boldsymbol{C}=\begin{bmatrix}\boldsymbol{\Sigma} & 0\\ 0 & \gamma_1-(E[\tilde{\boldsymbol{u}}]-\boldsymbol{\mu})\boldsymbol{\Sigma}^{-1}(E[\tilde{\boldsymbol{u}}]-\boldsymbol{\mu})\end{bmatrix}$$

由于矩阵 $\boldsymbol{A}$ 为半正定矩阵，并且矩阵 $\boldsymbol{C}$ 合同于矩阵 $\boldsymbol{A}$，从而矩阵 $\boldsymbol{C}$ 也是半正定矩阵，即得 $\gamma_1-(E[\tilde{\boldsymbol{u}}]-\boldsymbol{\mu})\boldsymbol{\Sigma}^{-1}(E[\tilde{\boldsymbol{u}}]-\boldsymbol{\mu})\geqslant 0$，条件（4.12）成立。

定理 4.2　对于预约调度问题中给定了某一排程 $\boldsymbol{s}\in S$，假设 $\gamma_1\geqslant 0$，$\gamma_2\geqslant 1$ 并且预约时间协方差矩阵 $\boldsymbol{\Sigma}$ 为正定矩阵，则在上述矩信息区间约束条件下，分布式鲁棒内层优化问题（4.9）与下面的优化问题等价：

$$\min_{r,\boldsymbol{M},\boldsymbol{q}}(\gamma_2\boldsymbol{\Sigma}-\boldsymbol{\mu}\boldsymbol{\mu}^{\mathrm{T}})\cdot\boldsymbol{M}+2\sqrt{\gamma_1\boldsymbol{q}^{\mathrm{T}}\boldsymbol{\Sigma}q}-2\boldsymbol{\mu}^{\mathrm{T}}\boldsymbol{q}+r \tag{4.13}$$

$$\text{s.t.}\quad Q(\boldsymbol{s},\tilde{\boldsymbol{u}})-\tilde{\boldsymbol{u}}^{\mathrm{T}}\boldsymbol{M}\tilde{\boldsymbol{u}}+2\tilde{\boldsymbol{u}}^{\mathrm{T}}(\boldsymbol{M}\boldsymbol{\mu}+\boldsymbol{q})\leqslant r \tag{4.14}$$

$$\boldsymbol{M}>0 \tag{4.15}$$

式子中 · 为矩阵运算符，表示计算两个矩阵的 Frobenius 内积，即 $\boldsymbol{A}\cdot\boldsymbol{B}=\sum_i\sum_j a_{ij}b_{ij}$。决策变量 $\boldsymbol{M}$ 为 N 维实对称矩阵，$\boldsymbol{q}$ 为 N 维实向量，r 为实数。

证明：假设变量 $r\in R$，$\boldsymbol{M}\in R^{N\times N}$，$\begin{bmatrix}\boldsymbol{A} & \boldsymbol{q}\\ \boldsymbol{q}^{\mathrm{T}} & \boldsymbol{a}\end{bmatrix}\in R^{(N+1)\times(N+1)}$分别为原问题约束条件（4.10）（4.11）（4.12）对应的 Lagrange 乘子向量。则分布式鲁棒内层问题的 Lagrange 函数为：

$$\begin{aligned}L(P,r,\boldsymbol{M},\boldsymbol{A},\boldsymbol{q},\boldsymbol{a}) = &\int_{D_{\tilde{u}}} Q(\boldsymbol{s},\tilde{\boldsymbol{u}})\mathrm{d}P(\tilde{\boldsymbol{u}}) + r\left(\int_{D_{\tilde{u}}}\mathrm{d}P(\tilde{\boldsymbol{u}}) - 1\right) + \\ &\left(\gamma_2\boldsymbol{\Sigma} - \int_{D_{\tilde{u}}}(\tilde{\boldsymbol{u}}-\boldsymbol{\mu})(\tilde{\boldsymbol{u}}-\boldsymbol{\mu})^{\mathrm{T}}\mathrm{d}P(\tilde{\boldsymbol{u}})\right)\cdot\boldsymbol{M} + \\ &\left(\int_{D_{\tilde{u}}}\begin{bmatrix}\boldsymbol{\Sigma} & (\tilde{\boldsymbol{u}}-\boldsymbol{\mu})\\ (\tilde{\boldsymbol{u}}-\boldsymbol{\mu})^{\mathrm{T}} & \gamma_1\end{bmatrix}\mathrm{d}P(\tilde{\boldsymbol{u}})\right)\begin{bmatrix}\boldsymbol{A} & \boldsymbol{q}\\ \boldsymbol{q}^{\mathrm{T}} & \boldsymbol{a}\end{bmatrix}\end{aligned} \tag{4.16}$$

从而原问题的 Lagrange 对偶函数可以表示为：

$$G(r,\boldsymbol{M},\boldsymbol{A},\boldsymbol{q},\boldsymbol{a}) = \sup_{P\in F}L(P,r,\boldsymbol{M},\boldsymbol{A},\boldsymbol{q},\boldsymbol{a}) \tag{4.17}$$

而对于 Lagrange 函数 $L(P,r,\boldsymbol{M},\boldsymbol{A},\boldsymbol{q},\boldsymbol{a})$，其可变形为：

$$\begin{aligned}L(P,r,\boldsymbol{M},\boldsymbol{A},\boldsymbol{q},\boldsymbol{a}) = &\int_{D_{\tilde{u}}} Q(\boldsymbol{s},\tilde{\boldsymbol{u}})\mathrm{d}P(\tilde{\boldsymbol{u}}) + r\int_{D_{\tilde{u}}}\mathrm{d}P(\tilde{\boldsymbol{u}}) - r + \\ &\gamma_2\boldsymbol{\Sigma}\cdot\boldsymbol{M} - \int_{D_{\tilde{u}}}(\tilde{\boldsymbol{u}}-\boldsymbol{\mu})^{\mathrm{T}}\boldsymbol{M}(\tilde{\boldsymbol{u}}-\boldsymbol{\mu})\mathrm{d}P(\tilde{\boldsymbol{u}}) + \\ &\int_{D_{\tilde{u}}}\Sigma\cdot\boldsymbol{A}\mathrm{d}P(\tilde{\boldsymbol{u}}) + 2\int_{D_{\tilde{u}}}(\tilde{\boldsymbol{u}}-\boldsymbol{\mu})^{\mathrm{T}}\boldsymbol{q}\mathrm{d}P(\tilde{\boldsymbol{u}}) + \int_{D_{\tilde{u}}}\gamma_1\boldsymbol{a}\mathrm{d}P(\tilde{\boldsymbol{u}}) \\ = &\int_{D_{\tilde{u}}} Q(\boldsymbol{s},\tilde{\boldsymbol{u}})\mathrm{d}P(\tilde{\boldsymbol{u}}) + r\int_{D_{\tilde{u}}}\mathrm{d}P(\tilde{\boldsymbol{u}}) - r + \gamma_2\boldsymbol{\Sigma}\cdot\boldsymbol{M} - \\ &\int_{D_{\tilde{u}}}(\tilde{\boldsymbol{u}}^{\mathrm{T}}\boldsymbol{M}\tilde{\boldsymbol{u}} - 2\tilde{\boldsymbol{u}}^{\mathrm{T}}\boldsymbol{M}\boldsymbol{\mu} + \boldsymbol{\mu}^{\mathrm{T}}\boldsymbol{M}\boldsymbol{\mu})\mathrm{d}P(\tilde{\boldsymbol{u}}) + \int_{D_{\tilde{u}}}\boldsymbol{\Sigma}\cdot A\mathrm{d}P(\tilde{\boldsymbol{u}}) + \\ &2\int_{D_{\tilde{u}}}\tilde{\boldsymbol{u}}^{\mathrm{T}}\boldsymbol{q}\mathrm{d}P(\tilde{\boldsymbol{u}}) - 2\int_{D_{\tilde{u}}}\boldsymbol{\mu}^{\mathrm{T}}\boldsymbol{q}\mathrm{d}P(\tilde{\boldsymbol{u}}) + \int_{D_{\tilde{u}}}\gamma_1\boldsymbol{a}\mathrm{d}P(\tilde{\boldsymbol{u}}) \\ = &\int_{D_{\tilde{u}}}[Q(\boldsymbol{s},\tilde{\boldsymbol{u}}) + r - \tilde{\boldsymbol{u}}^{\mathrm{T}}\boldsymbol{M}\tilde{\boldsymbol{u}} + \\ &2\tilde{\boldsymbol{u}}^{\mathrm{T}}\boldsymbol{M}\boldsymbol{\mu} + 2\tilde{\boldsymbol{u}}^{\mathrm{T}}\boldsymbol{q}]\mathrm{d}P(\tilde{\boldsymbol{u}}) + \\ &\gamma_2\boldsymbol{\Sigma}\cdot\boldsymbol{M} - r + \int_{D_{\tilde{u}}}(\gamma_1\boldsymbol{a} - \boldsymbol{\mu}^{\mathrm{T}}\boldsymbol{M}\boldsymbol{\mu} + \boldsymbol{\Sigma}\cdot\boldsymbol{A} - 2\boldsymbol{\mu}^{\mathrm{T}}\boldsymbol{q})\mathrm{d}P(\tilde{\boldsymbol{u}})\end{aligned}$$

从而 Lagrange 对偶函数 $g(r,\boldsymbol{M},\boldsymbol{A},\boldsymbol{q},\boldsymbol{a})$可以表示为：

$$g(r,\boldsymbol{M},\boldsymbol{A},\boldsymbol{q},\boldsymbol{a}) = \sup_{P\in F}L(P,r,\boldsymbol{M},\boldsymbol{A},\boldsymbol{q},\boldsymbol{a})$$
$$= \sup_{P\in F}\int_{D_{\tilde{\boldsymbol{u}}}}[Q(\boldsymbol{s},\tilde{\boldsymbol{u}}) + r - \tilde{\boldsymbol{u}}^{\mathrm{T}}\boldsymbol{M}\tilde{\boldsymbol{u}} + 2\tilde{\boldsymbol{u}}^{\mathrm{T}}\boldsymbol{M}\boldsymbol{\mu} + 2\tilde{\boldsymbol{u}}^{\mathrm{T}}\boldsymbol{q}]\mathrm{d}P(\tilde{\boldsymbol{u}}) +$$
$$\gamma_2\boldsymbol{\Sigma}\cdot\boldsymbol{M} - r + \int_{D_{\tilde{\boldsymbol{u}}}}(\gamma_1\boldsymbol{a} - \boldsymbol{\mu}^{\mathrm{T}}\boldsymbol{M}\boldsymbol{\mu} + \boldsymbol{\Sigma}\cdot\boldsymbol{A} - 2\boldsymbol{\mu}^{\mathrm{T}}\boldsymbol{q})\mathrm{d}P(\tilde{\boldsymbol{u}}) \tag{4.18}$$

假设原问题的最优目标函数为 $\Psi(\boldsymbol{s},P)$，则对偶函数构成了原问题最优值 $\Psi(\boldsymbol{s},P)$ 的上界，即对于任意的对偶变量 $r,\boldsymbol{M},\boldsymbol{A},\boldsymbol{q},\boldsymbol{a}$ 下式成立：

$$G(r,\boldsymbol{M},\boldsymbol{A},\boldsymbol{q},\boldsymbol{a}) \geqslant \Psi(\boldsymbol{s},P), \tag{4.19}$$

从而求解原问题等价于求解最小化对偶函数问题，即求解问题 $\min_{r,\boldsymbol{M},\boldsymbol{A},\boldsymbol{q},\boldsymbol{a}} g(r,\boldsymbol{M},\boldsymbol{A},\boldsymbol{q},\boldsymbol{a})$。

注意到式（4.18）中第一个积分式子中含有与分布 P 相关的变量 $\tilde{\boldsymbol{u}}$，并且如果

$$Q(\boldsymbol{s},\tilde{\boldsymbol{u}}) + r - \tilde{\boldsymbol{u}}^{\mathrm{T}}\boldsymbol{M}\tilde{\boldsymbol{u}} + 2\tilde{\boldsymbol{u}}^{\mathrm{T}}\boldsymbol{M}\boldsymbol{\mu} + 2\tilde{\boldsymbol{u}}^{\mathrm{T}}\boldsymbol{q} \geqslant 0,$$

则 $g(r,\boldsymbol{M},\boldsymbol{A},\boldsymbol{q},\boldsymbol{a}) = +\infty$。因此，对偶问题具有如下形式：

$$\min_{r,\boldsymbol{M},\boldsymbol{A},\boldsymbol{q},\boldsymbol{a}}(\gamma_2\boldsymbol{\Sigma} - \boldsymbol{\mu}\boldsymbol{\mu}^{\mathrm{T}})\cdot\boldsymbol{M} - r + \gamma_1\boldsymbol{a} + \boldsymbol{\Sigma}\cdot\boldsymbol{A} - 2\boldsymbol{\mu}^{\mathrm{T}}\boldsymbol{q} \tag{4.20}$$

$$\text{s.t.}\quad Q(\boldsymbol{s},\tilde{\boldsymbol{u}}) + r - \tilde{\boldsymbol{u}}^{\mathrm{T}}\boldsymbol{M}\tilde{\boldsymbol{u}} + 2\tilde{\boldsymbol{u}}^{\mathrm{T}}(\boldsymbol{M}\boldsymbol{\mu} + \boldsymbol{q}) \leqslant 0, \tag{4.21}$$

$$\boldsymbol{M} \geqslant 0, \tag{4.22}$$

$$\begin{bmatrix} \boldsymbol{A} & \boldsymbol{q} \\ \boldsymbol{q}^{\mathrm{T}} & \boldsymbol{a} \end{bmatrix} \geqslant 0 \tag{4.23}$$

注意到在上述推导过程中，求解矩阵 Frobenius 内积时，$\boldsymbol{\mu}\boldsymbol{\mu}^{\mathrm{T}}\cdot\boldsymbol{M} = \boldsymbol{\mu}^{\mathrm{T}}\boldsymbol{M}$，并且对偶问题对于 $\forall\tilde{\boldsymbol{u}} \in D_{\tilde{\boldsymbol{u}}}$ 满足约束条件（4.21）。下面对上述对偶问题进行进一步简化处理。

首先固定对偶变量 $\boldsymbol{M}$ 和 r，针对变量 $\boldsymbol{A}$，$\boldsymbol{q}$ 和 $\boldsymbol{a}$ 分析对偶问题。假设此时对偶问题最优解为 $(\boldsymbol{A}^*,\boldsymbol{q}^*,\boldsymbol{a}^*)$；分别考虑变量 $\boldsymbol{a}^* = 0$ 和 $\boldsymbol{a}^* > 0$ 两种情形：

①当 $\boldsymbol{a}^* = 0$ 时，则 $\boldsymbol{q}^* = 0$。

采用反证法，假设当 $\boldsymbol{a}^* = 0$ 时，$\boldsymbol{q}^* \neq 0$，由于矩阵

$$\begin{bmatrix} \boldsymbol{A}^* & \boldsymbol{q}^* \\ \boldsymbol{q}^{*\mathrm{T}} & \boldsymbol{a}^* \end{bmatrix}$$

合同于矩阵

$$\begin{bmatrix} \boldsymbol{A}^* & \\ & \boldsymbol{a}^* - \boldsymbol{q}^{*\mathrm{T}}\boldsymbol{A}^{*-1}\boldsymbol{q}^* \end{bmatrix}$$

又由于 $\boldsymbol{a}^* - \boldsymbol{q}^{*\mathrm{T}}\boldsymbol{A}^{*-1}\boldsymbol{q}^* < 0$，从而矩阵$\begin{bmatrix} \boldsymbol{A}^* & \\ & \boldsymbol{a}^* - \boldsymbol{q}^{*\mathrm{T}}\boldsymbol{A}^{*-1}\boldsymbol{q}^* \end{bmatrix}$不是半正定矩阵，进一步可知矩阵$\begin{bmatrix} \boldsymbol{A}^* & \boldsymbol{q}^* \\ \boldsymbol{q}^{*\mathrm{T}} & \boldsymbol{a}^* \end{bmatrix}$不是半正定矩阵，不满足约束条件 (4.23)。

因此当 $\boldsymbol{a}^* = 0$ 时，$\boldsymbol{q}^* = 0$。又对于固定的 $\boldsymbol{M}$ 和 r，由于 $\boldsymbol{\Sigma} \geqslant 0$，在最小化目标条件下，$\boldsymbol{A}$ 的最优值在 0 点取得，此时对偶问题可化简为：

$$\min\nolimits_{r,\boldsymbol{M}} (\gamma_2 \boldsymbol{\Sigma} - \boldsymbol{\mu}\boldsymbol{\mu}^{\mathrm{T}}) \cdot \boldsymbol{M} - r \tag{4.24}$$

$$\text{s.t.}\quad Q(\boldsymbol{s}, \tilde{\boldsymbol{u}}) + r - \tilde{\boldsymbol{u}}^{\mathrm{T}}\boldsymbol{M}\tilde{\boldsymbol{u}} + 2\tilde{\boldsymbol{u}}^{\mathrm{T}}(\boldsymbol{M}\boldsymbol{\mu} + 0) \leqslant 0 \tag{4.25}$$

$$\boldsymbol{M} \geqslant 0 \tag{4.26}$$

②当 $\boldsymbol{a}^* > 0$ 时，由于矩阵

$$\begin{bmatrix} \boldsymbol{A}^* & \boldsymbol{q}^* \\ \boldsymbol{q}^{*\mathrm{T}} & \boldsymbol{a}^* \end{bmatrix}$$

合同于

$$\begin{bmatrix} \boldsymbol{A}^* & \\ & \boldsymbol{a}^* - \boldsymbol{q}^{*\mathrm{T}}\boldsymbol{A}^{*-1}\boldsymbol{q}^* \end{bmatrix}$$

因此，约束条件 (4.23) 等价于 $\boldsymbol{a}^* - \boldsymbol{q}^{*\mathrm{T}}\boldsymbol{A}^{*-1}\boldsymbol{q}^* \geqslant 0$，即得 $\boldsymbol{A}^{*-1} \geqslant \dfrac{1}{\boldsymbol{a}}\boldsymbol{q}^*\boldsymbol{q}^{*\mathrm{T}}$。

又由于协方差矩阵 $\boldsymbol{\Sigma}$ 为半正定矩阵，因此为使目标函数 (4.20) 取到最小值，可取 $\boldsymbol{A}^* = \dfrac{1}{\boldsymbol{a}}\boldsymbol{q}^*\boldsymbol{q}^{*\mathrm{T}}$，将 $\boldsymbol{A} = \dfrac{1}{\boldsymbol{a}}\boldsymbol{q}\boldsymbol{q}^{\mathrm{T}}$ 带入对偶优化问题，仅考虑目标函数中含有变量 $\boldsymbol{a}$ 和 $\boldsymbol{q}$ 的部分，可表示为：

$$\min_{a} \frac{1}{\boldsymbol{a}}\boldsymbol{q}^{\mathrm{T}}\boldsymbol{\Sigma}\boldsymbol{q} + \gamma_1 \boldsymbol{a} \tag{4.27}$$

注意到模型 (4.27) 为凸优化问题，可通过对变量 $\boldsymbol{a}$ 求导并令导数为 0 获得最优解：

$$\gamma_1 - \frac{1}{\boldsymbol{a}^2}\boldsymbol{q}^{\mathrm{T}}\boldsymbol{\Sigma}\boldsymbol{q} = 0 \Rightarrow \boldsymbol{a} = \sqrt{\frac{1}{\gamma_1}\boldsymbol{q}^{\mathrm{T}}\boldsymbol{\Sigma}\boldsymbol{q}}$$

将 $\boldsymbol{a} = \sqrt{\frac{1}{\gamma_1}\boldsymbol{q}^{\mathrm{T}}\boldsymbol{\Sigma}\boldsymbol{q}}$ 带入对偶问题，问题可变形为：

$$\min_{r,\boldsymbol{M},\boldsymbol{q}}(\gamma_2\boldsymbol{\Sigma} - \boldsymbol{\mu}\boldsymbol{\mu}^{\mathrm{T}}) \cdot \boldsymbol{M} - r + 2\sqrt{\gamma_1\boldsymbol{q}^{\mathrm{T}}\boldsymbol{\Sigma}\boldsymbol{q}} - 2\boldsymbol{\mu}^{\mathrm{T}}\boldsymbol{q} \tag{4.28}$$

$$\text{s. t.} \quad Q(\boldsymbol{s}, \tilde{\boldsymbol{u}}) + r - \tilde{\boldsymbol{u}}^{\mathrm{T}}\boldsymbol{M}\tilde{\boldsymbol{u}} + 2\tilde{\boldsymbol{u}}^{\mathrm{T}}(\boldsymbol{M}\boldsymbol{\mu} + \boldsymbol{q}) \leqslant 0 \tag{4.29}$$

$$\boldsymbol{M} > 0 \tag{4.30}$$

观察情况 1 和情况 2 的优化问题，可以发现两者具有类似的形式，都可以用以下模型表示：

$$\min_{r,\boldsymbol{M},\boldsymbol{q}}(\gamma_2\boldsymbol{\Sigma} - \boldsymbol{\mu}\boldsymbol{\mu}^{\mathrm{T}}) \cdot \boldsymbol{M} + 2\sqrt{\gamma_1\boldsymbol{q}^{\mathrm{T}}\boldsymbol{\Sigma}\boldsymbol{q}} - 2\boldsymbol{\mu}^{\mathrm{T}}\boldsymbol{q} + r \tag{4.31}$$

$$\text{s. t.} \quad Q(\boldsymbol{s}, \tilde{\boldsymbol{u}}) - \tilde{\boldsymbol{u}}^{\mathrm{T}}\boldsymbol{M}\tilde{\boldsymbol{u}} + 2\tilde{\boldsymbol{u}}^{\mathrm{T}}(\boldsymbol{M}\boldsymbol{\mu} + \boldsymbol{q}) \leqslant r \tag{4.32}$$

$$\boldsymbol{M} > 0 \tag{4.33}$$

从而，可得分布式鲁棒预约调度的内层问题，可以表示成（4.31）~（4.33）的形式。

按照第 3 章中问题的分析处理框架，下面考虑将基于不确定门诊服务时间矩区间信息的分布式鲁棒预约调度模型转化为易求解的形式。注意到分布式鲁棒内层等价对偶问题的约束条件（4.32）是对任意给定的 $\tilde{\boldsymbol{u}} \in D_{\tilde{u}}$ 都成立的。因此，对于某一固定的 $\tilde{\boldsymbol{u}} \in D_{\tilde{u}}$，$t \geqslant \max\{Q(\boldsymbol{s}, \tilde{\boldsymbol{u}}) - \tilde{\boldsymbol{u}}^{\mathrm{T}}\boldsymbol{M}\tilde{\boldsymbol{u}} + 2\tilde{\boldsymbol{u}}^{\mathrm{T}}(\boldsymbol{M}\boldsymbol{\mu} + \boldsymbol{q})\}$ 恒成立，从而对偶问题具有如下的等价形式：

$$\begin{aligned}\min_{\boldsymbol{s} \in S, \boldsymbol{M} \in R_+^{N \times N}, \boldsymbol{q} \in R_+^N} \{ & (\gamma_2\boldsymbol{\Sigma} - \boldsymbol{\mu}\boldsymbol{\mu}^{\mathrm{T}}) \cdot \boldsymbol{M} + 2\sqrt{\gamma_1\boldsymbol{q}^{\mathrm{T}}\boldsymbol{\Sigma}\boldsymbol{q}} - 2\boldsymbol{\mu}^{\mathrm{T}}\boldsymbol{q} + \\ & \max_{\tilde{u}}\{Q(\boldsymbol{s}, \tilde{\boldsymbol{u}}) - \tilde{\boldsymbol{u}}^{\mathrm{T}}\boldsymbol{M}\tilde{\boldsymbol{u}} + 2\tilde{\boldsymbol{u}}^{\mathrm{T}}(\boldsymbol{M}\boldsymbol{\mu} + \boldsymbol{q})\}\}\end{aligned} \tag{4.34}$$

通过上述推导变形，可以得到分布式鲁棒优化内层问题的无约束等价模型（4.34），而分布式鲁棒优化模型的外层问题同样是求最小化问题，从而在矩区间约束条件下，将 min – max 形式的分布式鲁棒优化问题转化为了 min – min 的形式。与第 3 章类似，内层问题（4.34）中存在最大化问题：

$$\max_{\tilde{u}}\{Q(\boldsymbol{s}, \tilde{\boldsymbol{u}}) - \tilde{\boldsymbol{u}}^{\mathrm{T}}\boldsymbol{M}\tilde{\boldsymbol{u}} + 2\tilde{\boldsymbol{u}}^{\mathrm{T}}(\boldsymbol{M}\boldsymbol{\mu} + \boldsymbol{q})\} \tag{4.35}$$

并且由第 3 章可知，预约等待加权总成本 $Q(\tilde{\boldsymbol{u}}, \boldsymbol{s})$ 可以等价表示成如下的网络流问题：

$$f(\tilde{g}_i):\max 1_{y,z}\sum_{i=1}^{n}\tilde{g}_i y_i \tag{4.36}$$

$$\text{s.t.}\quad y_1-z_1=-c_1 \tag{4.37}$$

$$y_i-y_{i-1}-z_i=-c_i,\ \forall i=2,3,\cdots,n \tag{4.38}$$

$$-y_n-z_{n+1}=-c_{n+1} \tag{4.39}$$

$$y_i\geqslant 0,\ \forall i=1,2,\cdots,n \tag{4.40}$$

$$z_i\geqslant 0,\ \forall i=1,2,\cdots,n \tag{4.41}$$

假设满足约束条件（4.37）~（4.41）的决策变量取值集合为(Y,Z)，从而问题（4.34）可以转化为：

$$\begin{aligned}
&\min_{s\in S,M\in R_+^{N\times N},q\in R_+^N}\{(\gamma_2\boldsymbol{\Sigma}-\boldsymbol{\mu}\boldsymbol{\mu}^{\mathrm{T}})\cdot \boldsymbol{M}+2\sqrt{\gamma_1\boldsymbol{q}^{\mathrm{T}}\boldsymbol{\Sigma}\boldsymbol{q}}-2\boldsymbol{\mu}^{\mathrm{T}}\boldsymbol{q}+\\
&\max_{\tilde{u}\in D_{\tilde{u}}}\{Q(\boldsymbol{s},\tilde{\boldsymbol{u}})-\tilde{\boldsymbol{u}}^{\mathrm{T}}\boldsymbol{M}\tilde{\boldsymbol{u}}+2\tilde{\boldsymbol{u}}^{\mathrm{T}}(\boldsymbol{M}\boldsymbol{\mu}+\boldsymbol{q})\}\}\\
&=\min_{s\in S,M\in R_+^{N\times N},q\in R_+^N}\{(\gamma_2\boldsymbol{\Sigma}-\boldsymbol{\mu}\boldsymbol{\mu}^{\mathrm{T}})\cdot \boldsymbol{M}+2\sqrt{\gamma_1\boldsymbol{q}^{\mathrm{T}}\boldsymbol{\Sigma}\boldsymbol{q}}-2\boldsymbol{\mu}^{\mathrm{T}}\boldsymbol{q}+\\
&\max_{\tilde{u}\in D_{\tilde{u}}}\{\max_{y\in Y}\boldsymbol{g}^{\mathrm{T}}\boldsymbol{y}-\tilde{\boldsymbol{u}}^{\mathrm{T}}\boldsymbol{M}\tilde{\boldsymbol{u}}+2\tilde{\boldsymbol{u}}^{\mathrm{T}}(\boldsymbol{M}\boldsymbol{\mu}+\boldsymbol{q})\}\}\\
&=\min_{s\in S,M\in R_+^{N\times N},q\in R_+^N}\{(\gamma_2\boldsymbol{\Sigma}-\boldsymbol{\mu}\boldsymbol{\mu}^{\mathrm{T}})\cdot \boldsymbol{M}+2\sqrt{\gamma_1\boldsymbol{q}^{\mathrm{T}}\boldsymbol{\Sigma}\boldsymbol{q}}-2\boldsymbol{\mu}^{\mathrm{T}}\boldsymbol{q}+\\
&\max_{\tilde{u}\in D_{\tilde{u}}}\max_{y\in Y}\{\boldsymbol{g}^{\mathrm{T}}\boldsymbol{y}-\tilde{\boldsymbol{u}}^{\mathrm{T}}M\tilde{\boldsymbol{u}}+2\tilde{\boldsymbol{u}}^{\mathrm{T}}(\boldsymbol{M}\boldsymbol{\mu}+\boldsymbol{q})\}\}\\
&=\min_{s\in S,M\in R_+^{N\times N},q\in R_+^N}\{(\gamma_2\boldsymbol{\Sigma}-\boldsymbol{\mu}\boldsymbol{\mu}^{\mathrm{T}})\cdot \boldsymbol{M}+2\sqrt{\gamma_1\boldsymbol{q}^{\mathrm{T}}\boldsymbol{\Sigma}\boldsymbol{q}}-2\boldsymbol{\mu}^{\mathrm{T}}\boldsymbol{q}+\\
&\max_{y\in Y}\max_{\tilde{u}\in D_{\tilde{u}}}\{\boldsymbol{g}^{\mathrm{T}}\boldsymbol{y}-\tilde{\boldsymbol{u}}^{\mathrm{T}}\boldsymbol{M}\tilde{\boldsymbol{u}}+2\tilde{\boldsymbol{u}}^{\mathrm{T}}(\boldsymbol{M}\boldsymbol{\mu}+\boldsymbol{q})\}\}
\end{aligned}$$

与上章采用类似的表示形式，此处将内部最大化问题记作：

$$G(\boldsymbol{M},\boldsymbol{q},\boldsymbol{y},\boldsymbol{s})=\max_{\tilde{u}\in D_{\tilde{u}}}\{\boldsymbol{g}^{\mathrm{T}}\boldsymbol{y}-\tilde{\boldsymbol{u}}^{\mathrm{T}}\boldsymbol{M}\tilde{\boldsymbol{u}}+2\tilde{\boldsymbol{u}}^{\mathrm{T}}(\boldsymbol{M}\boldsymbol{\mu}+\boldsymbol{q})\}$$

从而分布式鲁棒优化的内部问题可以简化为如下形式：

$$\min_{s\in S,M\in R_+^{N\times N},q\in R_+^N}\{(\gamma_2\boldsymbol{\Sigma}-\boldsymbol{\mu}\boldsymbol{\mu}^{\mathrm{T}})\cdot \boldsymbol{M}+2\sqrt{\gamma_1\boldsymbol{q}^{\mathrm{T}}\boldsymbol{\Sigma}\boldsymbol{q}}-2\boldsymbol{\mu}^{\mathrm{T}}\boldsymbol{q}+\max_{y\in Y}G(\boldsymbol{M},Q,\boldsymbol{y},\boldsymbol{s})\} \tag{4.42}$$

分布式鲁棒预约调度问题可进一步表示成如下形式：

$$\min_{s\in S,M\in R_+^{N\times N},q\in R_+^N}(\gamma_2\boldsymbol{\Sigma}-\boldsymbol{\mu}\boldsymbol{\mu}^{\mathrm{T}})\cdot \boldsymbol{M}+2\sqrt{\gamma_1\boldsymbol{q}^{\mathrm{T}}\boldsymbol{\Sigma}\boldsymbol{q}}-2\boldsymbol{\mu}^{\mathrm{T}}\boldsymbol{q}+\delta \tag{4.43}$$

$$\text{s.t.}\quad \delta\geqslant\max_{y\in Y}G(\boldsymbol{M},\boldsymbol{q},\boldsymbol{y},\boldsymbol{s}) \tag{4.44}$$

$$G(\boldsymbol{M},\boldsymbol{q},\boldsymbol{y},\boldsymbol{s})=\max_{\tilde{u}\in D_{\tilde{u}}}\{(\tilde{\boldsymbol{u}}-\boldsymbol{s})^{\mathrm{T}}\boldsymbol{y}-\tilde{\boldsymbol{u}}^{\mathrm{T}}\boldsymbol{M}\tilde{\boldsymbol{u}}+2\tilde{\boldsymbol{u}}^{\mathrm{T}}(\boldsymbol{M}\boldsymbol{\mu}+\boldsymbol{q})\} \tag{4.45}$$

对于分布式鲁棒优化最终的形式（4.43）~（4.45），可知当协方差矩阵为对角矩阵时，仍可以得到与定理 3.2 类似的性质，即可采用上一章的算法对问题进行求解，下面给出关于优化模型的定理说明。

定理4.3 对于任意给定的$\boldsymbol{M}$和$\boldsymbol{q}$，函数$\max_{y\in Y}G(\boldsymbol{M},\boldsymbol{q},\boldsymbol{y},\boldsymbol{s})$是关于$\boldsymbol{M}$和$\boldsymbol{q}$的有界分段线性凸函数，并且分段数有限。

证明：根据第 3 章中门诊预约调度问题的网络流等价形式可知，变量$\boldsymbol{y}$的可行值域Y为网络流问题中弧流量的可能取值集合，变量$\tilde{\boldsymbol{u}}$的可行值域$D_{\tilde{u}}$表示患者就诊时间的可能取值集合，因此集合Y和$D_{\tilde{u}}$为有界集合。从而对于给定的$\boldsymbol{M}$和$\boldsymbol{q}$有：

$$\max_{y\in Y}G(\boldsymbol{M},\boldsymbol{q},\boldsymbol{y},\boldsymbol{s})=\max_{y\in Y\,\tilde{u}\in D_{\tilde{u}}}\{(\tilde{\boldsymbol{u}}-s)^{\mathrm{T}}\boldsymbol{y}-\tilde{\boldsymbol{u}}^{\mathrm{T}}\boldsymbol{M}\tilde{\boldsymbol{u}}+2\tilde{\boldsymbol{u}}^{\mathrm{T}}(\boldsymbol{M}\boldsymbol{\mu}+\boldsymbol{q})\}<+\infty$$

因此，$\max_{y\in Y}G(\boldsymbol{M},\boldsymbol{q},\boldsymbol{y},\boldsymbol{s})$是关于$\boldsymbol{M}$和$\boldsymbol{q}$的有界函数。

对于给定的$\boldsymbol{y}$和$\tilde{\boldsymbol{u}}$，式子$(\tilde{\boldsymbol{u}}-s)^{\mathrm{T}}\boldsymbol{y}-\tilde{\boldsymbol{u}}^{\mathrm{T}}\boldsymbol{M}\tilde{\boldsymbol{u}}+2\tilde{\boldsymbol{u}}^{\mathrm{T}}(\boldsymbol{M}\boldsymbol{\mu}+\boldsymbol{q})$是关于变量$\boldsymbol{M}$和$\boldsymbol{q}$的线性函数，因此函数$G$关于$\boldsymbol{y}$求最大值相当于对一簇线性函数求最大值。又由于最大值函数为凸函数，所以$\max_{y\in Y}G(\boldsymbol{M},\boldsymbol{q},\boldsymbol{y},\boldsymbol{s})$是关于变量$\boldsymbol{M}$和$\boldsymbol{q}$的分段线性凸函数。

注意到$\max_{y\in Y}G(\boldsymbol{M},\boldsymbol{q},\boldsymbol{y},\boldsymbol{s})=\max_{y\in Y\,\tilde{u}\in D_{\tilde{u}}}\{(\tilde{\boldsymbol{u}}-s)^{\mathrm{T}}\boldsymbol{y}-\tilde{\boldsymbol{u}}^{\mathrm{T}}\boldsymbol{M}\tilde{\boldsymbol{u}}+2\tilde{\boldsymbol{u}}^{\mathrm{T}}(\boldsymbol{M}\boldsymbol{\mu}+\boldsymbol{q})\}$是关于$\boldsymbol{y}$和$\tilde{\boldsymbol{u}}$的最大值函数，并且解的取值域$Y$和$D_{\tilde{u}}$为有界集合。因此，$\max_{y\in Y}G(\boldsymbol{M},\boldsymbol{q},\boldsymbol{y},\boldsymbol{s})$关于$\boldsymbol{M}$和$\boldsymbol{q}$的每个线性部分分别对应解空间上一个奇异的$\boldsymbol{y}$和$\tilde{\boldsymbol{u}}$点，由于解空间有界，奇异点的个数为有限个，可知函数$\max_{y\in Y}G(\boldsymbol{M},\boldsymbol{q},\boldsymbol{y},\boldsymbol{s})$由关于变量$\boldsymbol{M}$和$\boldsymbol{q}$的有限个线性函数组成。

第 5 章　不确定住院时间下病床资源分配问题

5.1　问题背景

病床是提供医疗服务的关键资源，患者在进行手术前的检查、治疗，手术后的恢复、观察等医疗活动都需要病床资源，因此病床资源管理是医院运营管理的重点之一。在当前国内医疗资源相对紧张的情况下，往往是就医后，医生开了住院单，但却没有床位，办了住院手续又住不进院。为此，越来越多的医院成立了住院管理部，以尽可能地让患者及时住院治疗。然而，现阶段住院管理部的主要工作是对病人进行住院登记、预约，协调安排床位，提供住院病史资料复印等，虽然通过简化或加速病人的入院手续，在一定程度上缓解了床位紧张的压力，但并未从本质上解决病床资源的供需矛盾。

一般来说，病人到医生处就诊后，医生根据病人情况，判断其是否需要住院治疗。如果需要，则开出电子住院单，住院管理部同时会收到病人信息，然后根据病人所住病区当天床位情况以及患者病症的轻重，安排并通知病人住院。住院管理部在安排患者住院时，一个重要的判断因素是患者的病症紧急程度，并且对于急诊患者还需要提前预留一部分床位。Wardrope 和 Driscoll（2003）的研究就表明急诊患者不能及时得到治疗通常都是由住院床位不足造成的[166]，对此 Chapman 和 Carmel（1992）提出应适当取消一些非急诊患者的住院治疗需求[80]。由于住院病床都需要配备一定的医护人员，从而造成了病床资源的成本相对较高。预留过多的病床给急诊患者不仅提高了医院的运营成本，同时增加了普通患者的住院等待时间。

本章将针对住院患者的床位分配问题进行研究，研究中假设存在两种住院患者：一类是普通住院患者，该类患者的病情较轻，可以接受排队住院；第二类为急诊患者，假设该类患者的病情较重，需要尽快安排住院。通常来说，医院都会首先满足急诊病人的住院需求，一般会预留一部分床位资源给急诊病人。因此在病床存量紧张的情况下，需要在普通患者需求和急诊患者需求之间做出权衡。同时假设可用的病床总量固定，以最小化患者的排队等待住院时间为目标，采用排队论和分布式鲁棒优化方法研究该问题。首先，我们通过排队论相关知识给出优化模型的目标。

5.2 排队论相关理论

本章中的优化目标为最小化患者的入院等待时间，基于该目标，采用排队论相关理论进行表示说明。对于一个排队系统，对系统表现影响最大的因素包括以下三个：

①顾客（患者）的相继到达时间间隔分布 X；

②顾客（患者）接受的服务时间分布 Y；

③服务系统中服务平台的个数 Z。

对此，Kendall（1953）提出了排队模型的简单表示方法，指出一个排队服务系统可表示为 $X/Y/Z$[167]。而在排队论中，最常用到的表示相继到达间隔和服务时间的分布函数包括：

M：顾客按照泊松概率到达服务平台，或者服务时间服从指数分布；

D：间隔时间或服务时间为确定的常数；

G：一般服务时间的分布。

一个顾客按照泊松过程到达，接受服务的时间为指数分布的单服务平台排队模型可以表示为：$M/M/1$。本节中考虑一个 $M/G/C$ 的排队模型，即假设患者的住院需求按照泊松过程到达，患者的住院治疗时间服从一般分布，住院病床数为 C 个，对应于 C 个服务平台，在已知患者住院时间矩信息的条件下，建立分布式鲁棒模型。

对于 $M/G/C$ 排队模型，由于其相对复杂，许多排队性质仍是未知的。诸如排队系统平均等待时间、平均队列长度在内的排队指标只能通过近似方法求得。而关于 $M/G/C$ 排队模型指标近似求解的研究包括：平均排队人数[168]，平稳状态分布概率[169,170]以及采用 Laplace 变换求解稳定状态分布概率[171,172]。此外有关 $M/G/C$ 模型顾客的平均等待时间的近似求解方法研究也有许多[170,173]，其中 Lee 和 Longton（1959）最早提出了通过对 $M/M/C$ 排队模型中顾客等待时间进行系数调整来近似 $M/G/C$ 排队模型中的顾客平均等待时间[174]。该近似方法的表示式为：

$$E[W^{M/G/C}] = \frac{C_S^2 + 1}{2} E[W^{M/M/C}] \tag{5.1}$$

近似表示式（5.1）中，C_S^2 表示顾客接受服务时间分布的变异系数。

在给出本章研究目标函数之前，首先简单回顾一下排队论中 $M/M/C$ 模型的一些基本特征和性质，假设排队模型符号定义如下：

λ：服务系统中顾客的到达率；

u：服务平台的服务率；

L_q：系统中等待接受服务的平均顾客数；

L_s：系统中顾客的平均数（等待服务的顾客平均数与正在接受服务的顾客数的加和）；

W_q：顾客在接受服务之前的平均等待时间；

W_s：顾客在系统中的平均花费时间（排队等待时间与接受服务时间的加和）；

P_i：排队服务系统中有 i 个顾客的概率，其中 $i=0, 1, 2, \cdots$。

定义了上述参数后，对于 $M/M/C$ 排队模型，由排队论知识可知其相关指标参数可以表示为：

服务系统的利用率：$\rho = \frac{\lambda}{Cu}$

正在接受服务的平均顾客数：$r = \frac{\lambda}{u}$

系统中平均等待的顾客数量：$L_q = \sum_{i=c+1}^{\infty} (i - c) P_i = \frac{r^c \rho}{c!(1-\rho)^2} P_0$

系统中的平均顾客数为：$L_s = L_q + r = \frac{r^c \rho}{c!(1-\rho)^2} P_0 + r$

系统中顾客的平均逗留时间：$W_s = L_s \lambda = r^c \rho \lambda c!(1-\rho)^2 P_0$

系统中顾客的平均等待时间：$W_q = L_q \lambda = r^c \rho \lambda c!\ (1-\rho)^2 P_0 + r\lambda$

系统中存在 0 个顾客的概率：$P_0 = \left[\sum_{n=0}^{c-1} \frac{r^n}{n!} + \frac{r^c}{c!(1-\rho)} \right]$

系统中存在 n 个顾客的概率：$P_n = \begin{cases} \frac{r^n}{n!} P_0, & (0 \leqslant n \leqslant c) \\ \frac{r^n}{c^{n-c} c!} P_0, & (n \geqslant c) \end{cases}$

根据上述 $M/M/C$ 模型的参数指标，按照式（5.1）给出的近似方法，对于 $M/G/C$ 排队模型，患者的平均等待时间可以表示为：

$$\begin{aligned} E[W^{M/G/C}] &= \frac{C_{\mathrm{var}}^2 + 1}{2} E[W^{M/M/C}] \\ &= \frac{C_{\mathrm{var}}^2 + 1}{2} \frac{L_q}{\lambda} \\ &= \frac{C_{\mathrm{var}}^2 + 1}{2\lambda} \cdot \frac{r^C \rho}{C!(1-\rho)^2} P_0 \\ &= \frac{C_{\mathrm{var}}^2 + 1}{2\lambda} \cdot \frac{r^C \rho}{C!(1-\rho)^2} \cdot \left[\sum_{n=0}^{C-1} \frac{r^n}{n!} + \frac{r^C}{C!(1-\rho)} \right]^{-1} \end{aligned} \tag{5.2}$$

5.3 符号参数说明

前面内容中给出了 $M/G/C$ 排队模型中患者平均等待时间的近似求解方法，对于本章研究的病床分配问题，将在给出相关模型参数后，结合 $M/G/C$ 排队模型中患者等待时间的近似求解方法建立模型。假设病床分配模型参数如下：

普通患者的到达率（一天中普通患者的到达人数）：V_1；

急诊患者的到达率（一天中急诊患者的到达人数）：V_2；

普通患者的住院时间天数（随机变量）：$\tilde{u}_1$；

急诊患者的住院时间天数（随机变量）：$\tilde{u}_2$；

普通患者住院时间 $\tilde{u}_1$ 的均值：μ_1；

普通患者住院时间 $\tilde{u}_1$ 的方差：σ_1^2；

急诊患者住院时间 $\tilde{u}_2$ 的均值：μ_2；

急诊患者住院时间 $\tilde{u}_2$ 的方差：σ_2^2；

普通患者住院时间的分布函数：P_1，$P_1 \in F_1$ 表示所有均值为 μ_1、方差为 σ_1^2 的分布函数集合；

急诊患者住院时间的分布函数：P_2，$P_2 \in F_2$ 表示所有均值为 μ_2，方差为 σ_2^2 的分布函数集合。

决策变量：

分配给普通患者的病房数量：R_1；

分配给急诊患者的病房数量：R_2。

在具体分析床位分配的分布式鲁棒模型之前，本章首先根据当前国内的医疗数据确定相关参数的取值范围，根据《2013 中国卫生统计年鉴》的数据显示，2012 年全国共有 23 170 家医院，其中包括 15 021 家综合医院，2 889 家中医医院和 4 665 家专科医院，此外还有少量的民族医院、中西医结合医院。23 170 家医院共有总床位数 416. 15 万张，在三类规模较大的医院中，综合医院具有的床位总数为 297. 99 万张、中医院的床位总数为 54. 80 万张、专科医院的床位总数为 55. 74 万张。23 170 家医院平均床位数为 179 张，并且综合医院平均床位数为 198 张，中医医院平均床位数为 190 张，专科医院床位数为 119 张。2012 年全国医院的床位基本情况如表 5. 1 所示。

表 5. 1　2012 年全国医院病床基本信息

类型	医院	综合医院	中医医院	专科医院
机构总数/家	23 170	15 021	2 889	4 665
床位总数/万张	416. 15	297. 99	54. 80	55. 74
平均床位数/张	179	198	190	119
床位使用率/%	82. 8	91. 0	88. 6	87. 6

而对于患者的入院就诊情况，2012 年全年 23 170 家医院接受入院患者总数为 12 727 万人，其中 15 021 家综合医院接受了 9 915 万住院患者，2 889 家中医医院接受了 1 642 万住院患者，4 665 家专科医院接受了 1 004 万住院患者。平均到每一天，综合医院每日接受入院人数为 18 人，中医医

院为16人，专科医院为6人。患者的平均入院治疗时间分别为：综合医院9.4天，中医医院10.2天，专科医院15.5天。患者住院的基本信息如表5.2所示。

表5.2　2012年全国医院病人入院基本信息

类型	医院	综合医院	中医医院	专科医院
机构总数/家	23 170	15 021	2 889	4 665
入院总人数/万人	12 727	9 915	1 642	1 004
平均每家医院每天入院人数	15	18	16	6
平均住院时间/天	8.8	9.4	10.2	15.5

观察上述两组数据可知，专科医院虽然在总体数量上远高于中医医院，但在床位总数上与中医医院基本持平，在平均床位数和床位使用率上都低于综合医院和中医医院。并且在住院患者人数上要比综合医院和中医医院少很多，但患者的平均住院时间较长。造成这种现象的原因是专科医院包括口腔医院、眼科医院、肿瘤医院、心脑血管医院等多种类型的医院，不同类型的专科医院在病床数、患者类型等方面具有很大的差别，此外，2012年专科医院中的公立医院数目仅为1 760家，占到全部专科医院的37.7%，远低于公立综合医院的59.7%和公立中医医院的80.2%，而本书主要研究公立医院的医疗运营管理问题。因此，本章将主要基于综合医院和中医医院的数据来确定相关参数范围。

基于上述收集数据可知，综合医院的患者到达率 $V=18$，中医医院的患者到达率 $V=16$，从而对于综合医院有 $E[\underline{V}]=18\approx1.9$，对于中医医院有 $E[\underline{V}]=16\approx1.6$，因此，可以对住院患者做出如下假设，$\underline{V}>1$，$\frac{V}{R}<1$。以上本章根据2012年度的相关医疗数据给出了参数的一般约束，需要注意的是，上述分析根据样本均值而得，而在医疗实践中，急诊病人的比例相较于一般患者较少，占到总患者数的20%~30%，同时急诊患者的住院需求率也要比普通患者低，通过上述分析，对于普通患者假设 $\underline{V}>1$，$\frac{V}{R}<1$，而对于急诊患者，假设 $\underline{V}<1$，$\frac{V}{R}<1$。

5.4　模型的建立与分析

5.4.1　患者排队长度无限的情形

根据上述排队论相关知识和符号说明，对于普通患者来说，其平均住院等待时间可以表示为：

$$E[W_1]=\frac{C_{\mathrm{var1}}^2+1}{2\lambda}\cdot\frac{r^C\rho}{C!(1-\rho)^2}\cdot\left[\sum_{n=0}^{C-1}\frac{r^n}{n!}+\frac{r^C}{C!(1-\rho)}\right]^{-1}$$

$$=\frac{C_{\mathrm{var1}}^2+1}{2V_1}\cdot\frac{\left(\frac{V_1}{\tilde{u}_1}\right)^{R_1}\frac{V_1}{R_1\tilde{u}_1}}{R_1!\left(1-\frac{V_1}{R_1\tilde{u}_1}\right)^2}\cdot\left[\sum_{n=0}^{R_1-1}\frac{\left(\frac{V_1}{\tilde{u}_1}\right)^n}{n!}+\frac{\left(\frac{V_1}{\tilde{u}_1}\right)^{R_1}}{R_1!\left(1-\frac{V_1}{R_1\tilde{u}_1}\right)}\right]^{-1} \tag{5.3}$$

同理，急诊患者的住院平均等待时间可近似表示为：

$$E[W_2]=\frac{C_{\mathrm{var2}}^2+1}{2V_2}\cdot\frac{\left(\frac{V_2}{\tilde{u}_2}\right)^{R_2}\frac{V_2}{R_2\tilde{u}_2}}{R_2!\left(1-\frac{V_2}{R_2\tilde{u}_2}\right)^2}\cdot\left[\sum_{n=0}^{R_2-1}\frac{\left(\frac{V_2}{\tilde{u}_2}\right)^n}{n!}+\frac{\left(\frac{V_2}{\tilde{u}_2}\right)^{R_1}}{R_2!\left(1-\frac{V_1}{R_2\tilde{u}_2}\right)}\right]^{-1} \tag{5.4}$$

当急诊患者出现住院需求时，为保证需求能够尽快得到满足，假设普通患者的住院紧急程度，即等待权重为 1，并且设定急诊患者的住院等待成本是普通患者的 M 倍，即等待权重为 M。从而，当 M 远大于 1 时，模型的解将预留充足的床位给急诊患者。当 M 非远大于 1 时，模型的解由平衡两类患者的等待成本而得。从而，在期望效用目标下，病床资源分配模型可表示为：

$$\min_{R_1,R_2\in N^+}Q(R_1,R_2):=E[W_1]+ME[W_2] \tag{5.5}$$

$$\text{s.t.}\quad R_1+R_2=R \tag{5.6}$$

在已知患者住院时间部分分布信息的情况下，病床分配的分布式鲁棒模型可表示为：

$$\min_{R_1,R_2}\max_{P\in F}E_P[\,Q(R_1,R_2)\,]$$

本章中不考虑两类患者服务时间之间的影响，即假设普通患者和急诊患者的服务时间相互独立，则病床资源分配的分布式鲁棒优化模型可具体表示成如下形式：

$$\min_{R_1,R_2\in N^+}\max_{P_1\in F_1,P_2\in F_2}E_{P_1}[\,W_1\,]+M\cdot E_{P_2}[\,W_2\,] \tag{5.7}$$

$$\text{s.t.}\quad R_1+R_2=R \tag{5.8}$$

$$E_{P_1}(\tilde{u}_1)=\mu_1 \tag{5.9}$$

$$E_{P_1}(\tilde{u}_1^2)=\mu_1^2+\sigma_1^2 \tag{5.10}$$

$$E_{P_2}(\tilde{u}_2)=\mu_2 \tag{5.11}$$

$$E_{P_2}(\tilde{u}_2^2)=\mu_2^2+\sigma_2^2 \tag{5.12}$$

将式（5.3）和式（5.4）代入上述模型的式（5.7），可得病床分配的分布式鲁棒模型完整表达式：

$$\begin{aligned}&\min_{R_1,R_2\in N^+}\max_{P_1\in F_1,P_2\in F_2}\frac{C_{\text{var1}}^2+1}{2V_1}\cdot\\&\frac{\left(\dfrac{V_1}{\tilde{u}_1}\right)^{R_1}\dfrac{V_1}{R_1\tilde{u}_1}}{R_1!\left(1-\dfrac{V_1}{R_1\tilde{u}_1}\right)^2}\cdot\left[\sum_{n=0}^{R_1-1}\frac{\left(\dfrac{V_1}{\tilde{u}_1}\right)^n}{n!}+\frac{\left(\dfrac{V_1}{\tilde{u}_1}\right)^{R_1}}{R_1!\left(1-\dfrac{V_1}{R_1\tilde{u}_1}\right)}\right]^{-1}+\\&M\cdot\frac{C_{\text{var2}}^2+1}{2V_2}\cdot\frac{\left(\dfrac{V_2}{\tilde{u}_2}\right)^{R_2}\dfrac{V_2}{R_2\tilde{u}_2}}{R_2!\left(1-\dfrac{V_2}{R_2\tilde{u}_2}\right)^2}\cdot\left[\sum_{n=0}^{R_2-1}\frac{\left(\dfrac{V_2}{\tilde{u}_2}\right)^n}{n!}+\frac{\left(\dfrac{V_2}{\tilde{u}_2}\right)^{R_2}}{R_2!\left(1-\dfrac{V_1}{R_2\tilde{u}_2}\right)}\right]^{-1}\end{aligned} \tag{5.13}$$

$$\text{s.t.}\quad R_1+R_2=R \tag{5.14}$$

$$E_{P_1}(\tilde{u}_1)=\mu_1 \tag{5.15}$$

$$E_{P_1}(\tilde{u}_1^2)=\mu_1^2+\sigma_1^2 \tag{5.16}$$

$$E_{P_2}(\tilde{u}_2)=\mu_2 \tag{5.17}$$

$$E_{P_2}(\tilde{u}_2^2)=\mu_2^2+\sigma_2^2 \tag{5.18}$$

通过采用排队论相关理论，本章分别建立了上述病床资源分配分布式鲁棒模型，需要注意的是模型（5.13）~（5.18）是在假设患者的排队长度无限制的条件下展开的。观察模型的目标函数（5.13）可知，目标函数中均有关于决策变量 R_1 和 R_2 的指数项和阶乘项，从而造成问题复杂难以处理，下面将具体分析分布式鲁棒优化模型的化简方法。

在患者平均等待时间表达式（5.2）中，含决策变量指数项和阶乘项的部分可表示为：

$$\frac{r^C\rho}{C!(1-\rho)^2}P_0 \tag{5.19}$$

对式（5.19）变形可得：

$$\begin{aligned}\frac{r^C\rho}{C!(1-\rho)^2}P_0 &= \frac{r^C\rho}{C!(1-\rho)^2}\cdot\left[\sum_{n=0}^{C-1}\frac{r^n}{n!}+\frac{r^C}{C!(1-\rho)}\right]^{-1}\\ &= \frac{\rho}{(1-\rho)^2}\cdot\frac{\frac{r^C}{C!}}{\sum_{n=0}^{C-1}\frac{r^n}{n!}+\frac{r^C}{C!(1-\rho)}}\end{aligned}$$

通过上述变形，进一步将目标函数中含有指数项和阶乘项的部分分离出来，注意到 V 和 $\tilde{\boldsymbol{u}}$ 分别表示住院患者的到达率和住院时间，$r=\underline{V}$ 表示正在接受服务（正在住院）的患者人数，并且 $\rho=\underline{V}<1$ 表示医院病床的使用率。

记

$$H(C,r,\rho)=\frac{\frac{r^C}{C!}}{\sum_{n=0}^{C-1}\frac{r^n}{n!}+\frac{r^C}{C!}\frac{1}{1-\rho}}$$

注意到 $\sum_{n=0}^{C-1}r^n n!$ 表示函数 e^r 的泰勒展开式的前 $C-1$ 项加和，$\frac{1}{1-\rho}$有界且大于 1，从而可将 $H(C,r,\rho)$ 分母部分表示为：

$$\sum_{n=0}^{C-1}\frac{r^n}{n!}+\frac{r^C}{C!}\frac{1}{1-\rho}=\sum_{n=0}^{C-1}\frac{r^n}{n!}+O(r^C)$$

其中 $O(r^C)$ 表示 r^C 的高阶无穷小量，当参数 C 取值足够大时，可知：

$$\sum_{n=0}^{C-1}\frac{r^n}{n!}+\frac{r^C}{C!}\frac{1}{1-\rho}\approx e^r,\ \frac{r^C}{C!}=o(e^r)$$

根据上文中的参数说明，r 表示正在接受服务的平均患者数目，当 C 的取值充分大时，可将 $H(C,r,\rho)$ 看作以平均接受服务患者数为决策变量的指数函数泰勒展开式第 C 项与该指数函数的比值，因此普通患者对应的 $H_1(C_1,r_1,\rho_1)$ 函数和急诊患者对应的 $H_2(C_2,r_2,\rho_2)$ 函数取值均为正。为化简模型，采用 $G(R_1,R_2)$ 表示普通患者的 $H_1(C_1,r_1,\rho_1)$ 函数与急诊患者的 $H_2(C_2,r_2,\rho_2)$ 函数的比值，即：

$$G(R_1,R_2)=\frac{H_2(R_2,r_2,\rho_2)}{H_1(R_1,r_1,\rho_1)}$$

从而分布式鲁棒模型可简化为：

$$\min_{R_1,R_2\in N+}\max_{P_1\in F_1,P_2\in F_2}\frac{C_{\mathrm{var1}}^2+1}{2V_1}\cdot\frac{\dfrac{V_1}{R_1\tilde{u}_1}}{\left(1-\dfrac{V_1}{R_1\tilde{u}_1}\right)^2}+$$

$$M\cdot G(R_1,R_2)\cdot\frac{C_{\mathrm{var2}}^2+1}{2V_2}\cdot\frac{\dfrac{V_2}{R_2\tilde{u}_2}}{\left(1-\dfrac{V_2}{R_2\tilde{u}_2}\right)^2}\tag{5.20}$$

$$\text{s.t.}\quad R_1+R_2=R\tag{5.21}$$

$$E_{P_1}(\tilde{u}_1)=\mu_1\tag{5.22}$$

$$E_{P_1}(\tilde{u}_1^1)=\mu_1^2+\sigma_1^2\tag{5.23}$$

$$E_{P_2}(\tilde{u}_2)=\mu_2\tag{5.24}$$

$$E_{P_2}(\tilde{u}_2^2)=\mu_2^2+\sigma_2^2\tag{5.25}$$

通过上述分析变形，将无排队长度约束的分布式鲁棒优化模型化简为 (5.20)～(5.25) 的形式，按照第 3 章、第 4 章的求解思路，令

$$Q(\tilde{\boldsymbol{u}},R)=\frac{C_{\mathrm{var1}}^2+1}{2R_1}\cdot\frac{\dfrac{V_1}{R_1\tilde{u}_1}}{\left(1-\dfrac{V_1}{R_1\tilde{u}_1}\right)^2}+\boldsymbol{M}\cdot G(R_1,R_2)\cdot\frac{C_{\mathrm{var2}}^2+1}{2R_2}\cdot\frac{\dfrac{V_2}{R_2\tilde{u}_2}}{\left(1-\dfrac{V_2}{R_2\tilde{u}_2}\right)^2}\tag{5.26}$$

其中，$\tilde{\boldsymbol{u}}=(\tilde{u}_1,\tilde{u}_2)$，$R=(R_1,R_2)$，从而分布式鲁棒优化的内层问题

可以表示成：

$$\max_{P_{\tilde{u}}} \int_{D_{\tilde{u}}} Q(\tilde{\boldsymbol{u}}, R) \mathrm{d}P_{\tilde{u}} \tag{5.27}$$

$$\text{s.t.} \quad \int_{D_{\tilde{u}}} \mathrm{d}P_{\tilde{u}} = 1 \tag{5.28}$$

$$\int_{D_{\tilde{u}}} \tilde{u}_i \mathrm{d}P_{\tilde{u}} = \mu_i, \forall i = 1,2 \tag{5.29}$$

$$\int_{D_{\tilde{u}}} \tilde{u}_i^{\ 2} \mathrm{d}P_{\tilde{u}} = \mu_i^2 + \sigma_i^2, \forall i = 1,2 \tag{5.30}$$

令 $\gamma, \alpha_i, \beta_i (i=1,2)$ 分别表示上述优化问题中约束条件所对应的对偶变量，从而可得对偶问题：

$$\min_{\alpha,\beta,\gamma} \sum_{i=1}^{2} \alpha_i \mu_i + \sum_{i=1}^{n} \beta_i (\mu_i^2 + \sigma_i^2) + \gamma \tag{5.31}$$

$$\text{s.t.} \quad \gamma + \sum_{i=1}^{n} \alpha_i \tilde{u}_i + \sum_{i=1}^{n} \beta_i \tilde{u}_i^2 \geqslant Q(\tilde{\boldsymbol{u}}, R) \ \forall \tilde{u} \in D_{\tilde{u}} \tag{5.32}$$

$$\alpha \in R^n, \beta \in R^n, \gamma \in R. \tag{5.33}$$

即得分布式鲁棒优化的对偶等价问题如下：

$$\min_{\alpha,\beta \in R^n} \left\{ \sum_{i=1}^{n} (\alpha_i \mu_i + \beta_i (\mu_i^2 + \sigma_i^2)) + \max_{\tilde{u} \in D_{\tilde{u}}} \left\{ Q(\tilde{\boldsymbol{u}}, R) - \sum_{i=1}^{2} (\alpha_i \tilde{u}_i + \beta_i \tilde{u}_i^2) \right\} \right\} \tag{5.34}$$

令 $F(\alpha,\beta,R)$ 表示式（5.34）的内层最大化问题，即

$$F(\alpha,\beta,R) := \max_{\tilde{u} \in D_{\tilde{u}}} \left\{ Q(\tilde{\boldsymbol{u}}, R) - \sum_{i=1}^{2} (\alpha_i \tilde{u}_i + \beta_i \tilde{u}_i^2) \right\}$$

从而可以将分布式鲁棒模型变形成以下形式：

$$\min_{R,\alpha,\beta,\delta} \sum_{i=1}^{n} (\alpha_i \mu_i + \beta_i (\mu_i^2 + \sigma_i^2)) + \delta \tag{5.35}$$

$$\text{s.t.} \quad \delta \geqslant \max_{y \in Y} F(\alpha,\beta,R) \tag{5.36}$$

采用第 3 章给出的求解算法，即可求得分布式鲁棒优化模型的解。

通过以上处理过程，我们对分布式鲁棒模型进行了相关分析和化简，在此基础上，给出了问题的等价形式，该等价问题可以通过相应的算法进行求解。注意到，在化简过程中引入的 $G(R_1, R_2)$ 函数需要通过样本数据回归获得，问题求解过程仍较复杂。为此进一步考虑采用一种相对简单的

近似方法处理该问题。

上文中，通过一个具有 C 个服务平台的 $M/G/C$ 排队系统模拟了患者的排队入院过程。而对于某一专科的医疗病床，在医护人员配置、病床设施等方面基本不存在差别，因此可将同类患者的排队住院过程看作在一个服务平台的接受服务过程。考虑系统中仅有一个病床情况下的患者平均等待时间，患者的到达率相应下降 C 倍。在该假设下，对于普通患者来说，患者的到达率变为 $\lambda = \underline{V_1}$，接受服务的时间为 $u = \tilde{u}$，服务平台个数为 $C=1$。相应的，服务系统利用率变为 $\rho = \underline{V_1}$，正在接受服务的患者平均数变为 $\rho = V_1/R_1\tilde{u}_1$，普通患者的平均等待时间可表示为：

$$
\begin{aligned}
E[W_1^{M/G/1}] &= \frac{C_{\text{var1}}^2 + 1}{2} E[W_1^{M/M/1}] \\
&= \frac{C_{\text{var1}}^2 + 1}{2} \cdot \frac{1}{u_1 - \lambda_1} \\
&= \frac{C_{\text{var1}}^2 + 1}{2} \cdot \frac{1}{\tilde{u}_1 - \dfrac{V_1}{R_1}} \\
&= \frac{C_{\text{var1}}^2 + 1}{2} \cdot \frac{R_1}{\tilde{u}_1 R_1 - V_1}
\end{aligned}
$$

同时，急诊患者的平均等待时间可以表示为：

$$
\begin{aligned}
E[W_2^{M/G/1}] &= \frac{C_{\text{var2}}^2 + 1}{2} E[W_2^{M/M/1}] \\
&= \frac{C_{\text{var2}}^2 + 1}{2} \cdot \frac{R_2}{\tilde{u}_2 R_2 - V_2}
\end{aligned}
$$

从而，在期望效用目标下，病床资源分配模型可重新表示为：

$$
\min_{R_1, R_2 \in N^+} Q(R_1, R_2) := \frac{C_{\text{var1}}^2 + 1}{2} \cdot \frac{R_1}{\tilde{u}_1 R_1 - V_1} + M \frac{C_{\text{var2}}^2 + 1}{2} \cdot \frac{R_2}{\tilde{u}_2 R_2 - V_2}
$$

$$
\text{s. t.} \quad R_1 + R_2 = R
$$

在已知患者住院时间矩信息条件下，模型的分布式鲁棒形式可表示为：

$$
\min_{R_1, R_2} \max_{P \in F} E_P[Q(R_1, R_2)]
$$

将患者等待表达式代入上式，即得分布式鲁棒模型的完整形式：

$$\min_{R_1,R_2\in N^+}\max_{P_1\in F_1,P_2\in F_2}E_{P_1}[W_1]+\boldsymbol{M}\cdot E_{P_2}[W_2]$$

$$=\frac{C_{\text{var1}}^2+1}{2}\cdot\frac{R_1}{\tilde{u}_1R_1-V_1}+\boldsymbol{M}\frac{C_{\text{var2}}^2+1}{2}\cdot\frac{R_2}{\tilde{u}_2R_2-V_2}$$

$$\text{s.t.}\quad R_1+R_2=R$$

$$E_{P_1}(\tilde{u}_1)=\mu_1$$

$$E_{P_1}(\tilde{u}_1^2)=\mu_1^2+\sigma_1^2$$

$$E_{P_2}(\tilde{u}_2)=\mu_2$$

$$E_{P_2}(\tilde{u}_2^2)=\mu_2^2+\sigma_2^2$$

按照上文的求解思路，令

$$Q(\tilde{\boldsymbol{u}},R)=\frac{C_{\text{var1}}^2+1}{2}\cdot\frac{R_1}{\tilde{u}_1R_1-V_1}+\boldsymbol{M}\frac{C_{\text{var2}}^2+1}{2}\cdot\frac{R_2}{\tilde{u}_2R_2-V_2}$$

其中 $\tilde{\boldsymbol{u}}=(\tilde{u}_1,\tilde{u}_2)$，$R=(R_1,R_2)$，从而 min - max 形式的分布式鲁棒优化问题的内层最大化问题可以表示为：

$$\max_{P_{\tilde{u}}}\int_{D_{\tilde{u}}}Q(\tilde{\boldsymbol{u}},R)\,\mathrm{d}P_{\tilde{u}}$$

$$\text{s.t.}\quad\int_{D_{\tilde{u}}}\mathrm{d}P_{\tilde{u}}=1$$

$$\int_{D_{\tilde{u}}}\tilde{u}_i\mathrm{d}P_{\tilde{u}}=\mu_i\ \forall i=1,2$$

$$\int_{D_{\tilde{u}}}\tilde{u}_i^2\mathrm{d}P_{\tilde{u}}=\mu_i^2+\sigma_i^2\ \forall i=1,2$$

令 $\gamma,\alpha_i,\beta_i(i=1,2)$ 分别表示上述优化问题中约束条件所对应的对偶变量，按照上文的分析思路，分布式鲁棒优化问题最终可转化为求解如下问题：

$$\min_{R,\alpha,\beta,\delta}\sum_{i=1}^{n}(\alpha_i\mu_i+\beta_i(\mu_i^2+\sigma_i^2))+\delta$$

$$\text{s.t.}\quad\delta\geqslant F(\alpha,\beta,R)$$

其中，$F(\alpha,\beta,R)$ 为最大化子问题：

$$F(\alpha,\beta,R):=\max_{\tilde{u}\in D_{\tilde{u}}}\left\{Q(\tilde{\boldsymbol{u}},R)-\sum_{i=1}^{2}(\alpha_i\tilde{u}_i+\beta_i\tilde{u}_i^2)\right\}$$

同样可以采用第 3 章、第 4 章的算法求解上述分布式鲁棒优化问题。

5.4.2 患者排队长度有限的情形

在患者的实际就诊过程中，普遍存在着患者转移的现象，即患者会由于等待时间、就诊体验、就医成本等因素的影响，舍弃距离自己较近、较方便或初次就诊的医院，转而选择其他医院就诊。对于存在患者转移的多个医疗机构医院分配问题，Chao 等（2003）利用排队论知识和最优化理论作过深入的研究分析[175]。而在患者住院就诊的过程中，由于床位资源相对紧张，普通患者往往需要等待一段时间才能够入院，如新闻报道“杭城社区医院普遍一床难求，人过世了还没等到病床”，在这种情况下，未能及时入院的患者通常会选择前往其他医院寻找床位，因此，在建立相关模型时需要考虑患者在排队住院时的“丢失”现象。

下面将对患者存在排队“丢失”现象时的病床资源分配问题进行研究。假设如果患者的等待时间过长，则其会选择离开队列。用参数 K 表示患者等待住院的队列长度，则该排队模型可以表示为 $M/G/C/K$，即患者按照泊松过程到达，患者的住院治疗时间服从未知的一般分布，住院病床数为 C 个，对应于 C 个服务平台，患者排队接受住院治疗服务，如果排队长度大于 K（包括正在住院治疗的 C 名患者），排在 K 位置之后的患者就会选择不继续等待住院，本节将在已知患者住院就诊时间矩信息的条件下建立分布式鲁棒优化模型。同样假设式（5.1）成立，从而可以采用 $M/M/C/K$ 排队模型近似患者的排队等待时间。与 $M/G/C/K$ 排队模型的系统容量相似，$M/M/C/K$ 排队模型中任一时间内系统中仅有 K 个患者，同时 $M/M/C/K$ 排队模型也称作 Erlang－A 模型，当模型参数 $K=C$ 时，$M/M/C/C$ 模型也叫做 Erlang－B 排队模型[176]。

对于 $M/M/C/K$ 排队模型，当系统处于稳定状态时，由文献［177］可知，系统中等待入院的平均患者人数为：

$$L_q = \frac{\lambda}{\boldsymbol{u}} + \frac{\rho(C\rho)^C}{(1-\rho)^2 C!} P_0$$

患者的平均等待时间为：

$$W_p = \frac{1}{\boldsymbol{u}} + \frac{\rho(C\rho)^C}{\lambda(1-\rho)^2 C!} P_0$$

其中，P_0 表示系统中有 0 个患者的概率，表达式为：

$$P_0 = \left[\sum_{n=0}^{c} \frac{r^n}{n!} + \frac{r^c}{c!} \sum_{n=c+1}^{K} \rho^{n-C} \right]^{-1}$$

系统中有 i 名患者的概率可以表示为：

$$P_i = \begin{cases} \dfrac{r^i}{i!} P_0 & i = 1,2,\cdots,C \\ \dfrac{r^i}{C^{i-C} C!} P_0 & i = C+1, C+2, \cdots, K \end{cases}$$

根据 $M/M/C/K$ 排队模型的上述相关指标，可得患者的近似平均等待时间为：

$$\begin{aligned} E[W] &= \frac{C_{\text{var}}^2 + 1}{2} \cdot E[W_P] \\ &= \frac{C_{\text{var1}}^2 + 1}{2} \cdot \left(\frac{1}{\boldsymbol{u}} + \frac{\rho (C\rho)^C}{\lambda (1-\rho)^2 C!} P_0 \right) \\ &= \frac{C_{\text{var1}}^2 + 1}{2u} + \frac{C_{\text{var1}}^2 + 1}{2} \frac{\rho (C\rho)^C}{\lambda (1-\rho)^2 C!} P_0 \end{aligned} \tag{5.37}$$

与无排队长度限制的分配模型类似，在上述表达式中，C_{var} 表示患者住院时间分布的变异系数。采用与上节相同的参数表示方法，用指标 1 表示普通患者，指标 2 表示急诊患者，从而可得普通患者和急诊患者的平均住院等待时间分别为：

$$\begin{aligned} E[W_1] &= \frac{C_{\text{var1}}^2 + 1}{2\tilde{u}_1} + \frac{C_{\text{pvar1}}^2 + 1}{2} \frac{\rho_1 (R_1 \rho_1)^{R_1}}{V_1 (1-\rho_1)^2 R_1!} P_0 \\ &= \frac{C_{\text{var1}}^2 + 1}{2\tilde{u}_1} + \frac{C_{\text{pvar1}}^2 + 1}{2} \frac{\rho_1 (R_1 \rho_1)^{R_1}}{V_1 (1-\rho_1)^2 R_1!} \left[\sum_{n=0}^{R_1} \frac{r_1^n}{n!} + \frac{r_1^{R_1}}{R_1!} \sum_{n=R_1+1}^{K_1} \rho_1^{K_1-R_1} \right]^{-1} \\ &= \frac{C_{\text{var1}}^2 + 1}{2\tilde{u}_1} + \frac{C_{\text{var1}}^2 + 1}{2} \frac{\dfrac{V_1}{R_1 \tilde{u}_1} \left(\dfrac{V_1}{\tilde{u}_1} \right)^{R_1}}{V_1 \left(1 - \dfrac{V_1}{R_1 \tilde{u}_1} \right)^2 R_1!} \cdot \\ &\quad \left[\sum_{n=0}^{R_1} \frac{{V_1}^n}{{\tilde{u}_1}^n n!} + \frac{{V_1}^{R_1}}{\tilde{u}_1^{R_1} R_1!} \sum_{n=R_1+1}^{K_1} \left(\frac{V_1}{R_1 \tilde{u}_1} \right)^{K_1-R_1} \right]^{-1} \end{aligned}$$

$$E[W_2] = \frac{C_{\text{var2}}^2+1}{2\,\tilde{u}_2} + \frac{C_{\text{var2}}^2+1}{2}\frac{\rho_2\,(R_2\rho_2)^{R_2}}{V_2\,(1-\rho_2)^2R_2\,!}P_0$$

$$= \frac{C_{\text{var2}}^2+1}{2\,\tilde{u}_2} + \frac{C_{\text{var2}}^2+1}{2}\frac{\rho_2(R_2\rho_2)^{R_2}}{V_2(1-\rho_2)^2R_2\,!}\left[\sum_{n=0}^{R_2}\frac{r_2^n}{n!}+\frac{r_2^{R_2}}{R_2\,!}\sum_{n=R_2+1}^{K_2}\rho^{K_2-R_2}\right]^{-1}$$

$$= \frac{C_{\text{var2}}^2+1}{2\,\tilde{u}_2} + \frac{C_{\text{var2}}^2+1}{2}\frac{\frac{V_2}{R_2\,\tilde{u}_2}\left(\frac{V_2}{\tilde{u}_2}\right)^{R_2}}{V_2\left(1-\frac{V_2}{R_2\,\tilde{u}_2}\right)^2R_2\,!}\cdot$$

$$\left[\sum_{n=0}^{R_2}\frac{V_2{}^n}{\tilde{u}_2{}^n n!}+\frac{V_1R_2}{\tilde{u}_2^{R_2}R_2\,!}\sum_{n=R_2+1}^{K_1}\left(\frac{V_2}{R_2\,\tilde{u}_2}\right)^{K_1-R_2}\right]^{-1}$$

式子中，K_1 和 K_2 分别表示普通患者和急诊患者在入院排队系统中的最大人数。同样，为了保证急诊患者的需求得到满足，假设普通患者的住院紧急程度权重为1，急诊患者的住院紧急程度权重为 M。在期望效用目标下，病床资源分配模型可以表示为：

$$\min_{R_1,R_2\in N^+}Q(R_1,R_2):=E[W_1]+ME[W_2] \tag{5.38}$$

$$\text{s.t.}\quad R_1+R_2=R \tag{5.39}$$

在已知患者住院时间矩信息条件下，模型的分布式鲁棒形式可表示为：

$$\min_{R_1,R_2}\max_{P\in F}E_P[Q(R_1,R_2)]$$

将患者等待表达式代入上式，即得分布式鲁棒优化模型的完整形式为：

$$\min_{R_1,R_2\in N^+}\max_{P_1\in F_1,P_2\in F_2}\frac{C_{\text{var1}}^2+1}{2\,\tilde{u}_1}+M\frac{C_{\text{var2}}^2+1}{2\,\tilde{u}_2}+$$

$$\frac{C_{\text{var1}}^2+1}{2}\frac{\frac{V_1}{R_1\,\tilde{u}_1}\left(\frac{V_1}{\tilde{u}_1}\right)^{R_1}}{V_1\left(1-\frac{V_1}{R_1\,\tilde{u}_1}\right)^2R_1\,!}\cdot\left[\sum_{n=0}^{R_1}\frac{V_1{}^n}{\tilde{u}_1{}^n n!}+\frac{V_1{}^{R_1}}{\tilde{u}_1^{R_1}R_1\,!}\sum_{n=R_1+1}^{K_1}\left(\frac{V_1}{R_1\,\tilde{u}_1}\right)^{K_1-R_1}\right]^{-1}+$$

$$M\frac{C_{\text{var2}}^2+1}{2}\frac{\frac{V_2}{R_2\,\tilde{u}_2}\left(\frac{V_2}{\tilde{u}_2}\right)^{R_2}}{V_2\left(1-\frac{V_2}{R_2\,\tilde{u}_2}\right)^2R_2\,!}\cdot\left[\sum_{n=0}^{R_2}\frac{V_2{}^n}{\tilde{u}_2{}^n n!}+\frac{V_1R_2}{\tilde{u}_2^{R_2}R_2\,!}\sum_{n=R_2+1}^{K_1}\left(\frac{V_2}{R_2\,\tilde{u}_2}\right)^{K_1-R_2}\right]^{-1}$$

(5.40)

$$\text{s. t.}\quad R_1 + R_2 = R \tag{5.41}$$

$$E_{P_1}(\tilde{u}_1) = \mu_1 \tag{5.42}$$

$$E_{P_1}(\tilde{u}_1^2) = \mu_1^2 + \sigma_1^2 \tag{5.43}$$

$$E_{P_2}(\tilde{u}_2) = \mu_2 \tag{5.44}$$

$$E_{P_2}(\tilde{u}_2^2) = \mu_2^2 + \sigma_2^2 \tag{5.45}$$

对于存在排队长度限制的分布式鲁棒模型，采用与无排队长度约束分布式鲁棒模型相似的处理方法，提取目标函数（5.37）中含决策变量指数项和阶乘项的部分如下：

$$\frac{\rho(C\rho)^C}{V_1(1-\rho)^2 C!}P_0 \tag{5.46}$$

该部分可进一步变形为：

$$\begin{aligned}
\frac{\rho(C\rho)^C}{V_1(1-\rho)^2 C!}P_0 &= \frac{\rho(C\rho)^C}{V_1(1-\rho)^2 C!} \cdot \left[\sum_{n=0}^{C-1}\frac{r^n}{n!} + \frac{r^C}{C!}\sum_{n=C+1}^{K}\rho^{n-C}\right]^{-1} \\
&= \frac{\rho(C\rho)^C}{V_1(1-\rho)^2 C!} \cdot \left[\sum_{n=0}^{C-1}\frac{r^n}{n!} + \frac{r^C}{C!}\sum_{n=1}^{K-C}\rho^{n}\right]^{-1} \\
&= \frac{\rho r^C}{V_1(1-\rho)^2 C!} \cdot \left[\sum_{n=0}^{C-1}\frac{r^n}{n!} + \frac{r^C}{C!}\frac{\rho-\rho^{K-C}}{1-\rho}\right]^{-1} \\
&= \frac{\rho}{V_1(1-\rho)^2} \cdot \frac{\dfrac{r^C}{C!}}{\displaystyle\sum_{n=0}^{C-1}\frac{r^n}{n!} + \frac{r^C}{C!}\frac{\rho-\rho^{K-C}}{1-\rho}}
\end{aligned}$$

通过变形，将式（5.46）转化为两部分乘积的形式，并且对于住院患者有 $r = \underline{V} < 1$ 和 $\rho = V/C\tilde{\boldsymbol{u}} < 1$，$V$ 和 $\tilde{\boldsymbol{u}}$ 分别表示住院患者的到达率和住院时间。

记

$$H(C,r,\rho) = \frac{\dfrac{r^C}{C!}}{\displaystyle\sum_{n=0}^{C-1}\frac{r^n}{n!} + \frac{r^C}{C!}\frac{\rho-\rho^{K-C}}{1-\rho}}$$

注意到 $\sum_{n=0}^{C-1}\frac{r^n}{n!}$ 表示函数 e^r 的泰勒展开式的前 $C-1$ 项加和 $\frac{\rho-\rho^{K-C}}{1-\rho} < 1$，

从而有

$$\sum_{n=0}^{C-1}\frac{r^n}{n!}+\frac{r^C}{C!}\frac{\rho-\rho^{K-C}}{1-\rho}=\sum_{n=0}^{C-1}\frac{r^n}{n!}+O(r^C)$$

又由于$\frac{r^C}{C!}$为函数 e^r 的泰勒展开式的第 C 项，当 C 取值足够大时，可得：

$$\sum_{n=0}^{C-1}\frac{r^n}{n!}+\frac{r^C}{C!}\frac{\rho-\rho^{K-C}}{1-\rho}\approx e^r,\ \frac{r^C}{C!}=o(e^r)$$

在本章的模型中，$r=V/$表示正在接受服务的平均患者数目，在 C 的取值相等时，可将 $H(C,r,\rho)$看作以平均接受服务患者数为决策变量的指数函数泰勒展开式第 C 项与该指数函数的比值。假设普通患者对应的 $H_1(R_1,r_1,\rho_1)$与急诊患者对应的 $H_2(C_2,r_2,\rho_2)$之间存在一个比例关系，可记作：

$$G(R_1,R_2)=\frac{H_2(R_2,r_2,\rho_2)}{H_1(R_1,r_1,\rho_1)}$$

则分布式鲁棒模型可进一步变形为：

$$\min_{R_1,R_2\in N^+}\max_{P_1\in F_1,P_2\in F_2}\frac{C_{\text{var1}}^2+1}{2\tilde{u}_1G(R_1,R_2)}+\boldsymbol{M}\cdot\frac{C_{\text{var2}}^2+1}{2\tilde{u}_2G(R_1,R_2)}+$$

$$\frac{C_{\text{var1}}^2+1}{2}\frac{\frac{V_1}{R_1\tilde{u}_1}}{V_1\left(1-\frac{V_1}{R_1\tilde{u}_1}\right)^2}+\boldsymbol{M}\cdot G(R_1,R_2)\cdot\frac{C_{\text{var2}}^2+1}{2}\frac{\frac{V_2}{R_2\tilde{u}_2}}{V_2\left(1-\frac{V_2}{R_2\tilde{u}_2}\right)^2}$$

$$\text{s.t.}\quad R_1+R_2=R$$

$$E_{P_1}(\tilde{u}_1)=\mu_1$$

$$E_{P_1}(\tilde{u}_1^2)=\mu_1^2+\sigma_1^2$$

$$E_{P_2}(\tilde{u}_2)=\mu_2$$

$$E_{P_2}(\tilde{u}_2^2)=\mu_2^2+\sigma_2^2$$

对于 $G(R_1,R_2)$同样可以通过样本数据回归而得其表达式。

与不存在排队长度约束的情形类似，下面考虑存在排队长度约束的单服务平台近似情形。将同类患者的排队入院过程看作一个服务平台提供服务的过程，在系统中仅有一个病床的情况下，患者的到达率相应下降 C 倍，患者在排队入院过程中存在“丢失”形象，即当患者的排队长度过长时，其会选择离开，不继续等待入院。与上文一致，用参数 K 表示患者排队的最大长度，即如果患者到达时队列长度小于 K，则他会排队等待入院，如果队列长度大于 K，则患者会选择离开。对于存在排队长度限制的 $M/M/1/K$ 服务系统，假设普通患者按照到达率 V_1/R_1 泊松到达，接受服务（入院治疗）的时间长度为 $\tilde{u}_1$，则普通患者在 $M/M/1/K$ 服务系统中的期望等待时间为：

$$E[W_p] = \frac{1}{\tilde{u}_1} + \frac{\left(\frac{V_1}{R_1 \tilde{u}_1}\right)^2}{\frac{V_1}{R_1}\left(1 - \frac{V_1}{R_1 \tilde{u}_1}\right)^2} P_0$$

其中，P_0 表示系统中有 0 个患者的概率，表达式为：

$$\begin{aligned}
P_0 &= \left[\sum_{n=0}^{c} \frac{r^n}{n!} + \frac{r^c}{c!} \sum_{n=c+1}^{K} \rho^{n-C}\right]^{-1} \\
&= \left[1 + \frac{V_1}{R_1 \tilde{u}_1} + \frac{V_1}{R_1 \tilde{u}_1} \sum_{n=2}^{K} \left(\frac{V_1}{R_1 \tilde{u}_1}\right)^{n-1}\right]^{-1} \\
&= \left[1 + \frac{V_1}{R_1 \tilde{u}_1} + \cdots + \left(\frac{V_1}{R_1 \tilde{u}_1}\right)^{K}\right]^{-1} \\
&= \left[\sum_{n=0}^{K} \left(\frac{V_1}{R_1 \tilde{u}_1}\right)^{n}\right]^{-1} = \left[\frac{1 - \left(\frac{V_1}{R_1 \tilde{u}_1}\right)^{K+1}}{1 - \frac{V_1}{R_1 \tilde{u}_1}}\right]^{-1} \\
&= \frac{1 - \frac{V_1}{R_1 \tilde{u}_1}}{1 - \left(\frac{V_1}{R_1 \tilde{u}_1}\right)^{K+1}}
\end{aligned}$$

从而普通患者的期望等待时间表达式为：

$$E[W_p] = \frac{1}{\tilde{u}_1} + \frac{\left(\frac{V_1}{R_1 \tilde{u}_1}\right)^2}{\frac{V_1}{R_1}\left(1 - \frac{V_1}{R_1 \tilde{u}_1}\right)^2} P_0$$

$$=\frac{1}{\tilde{u}_1}+\frac{\left(\frac{V_1}{R_1\tilde{u}_1}\right)^2 \qquad 1-\frac{V_1}{R_1\tilde{u}_1}}{\frac{V_1}{R_1}\left(1-\frac{V_1}{R_1\tilde{u}_1}\right)1-\left(\frac{V_1}{R_1\tilde{u}_1}\right)^{K_1+1}}$$

$$=\frac{1}{\tilde{u}_1}+\frac{\left(\frac{V_1}{R_1\tilde{u}_1}\right)^2}{\frac{V_1}{R_1}\left(1-\left(\frac{V_1}{R_1\tilde{u}_1}\right)^{K_1+1}\right)}$$

$$=\frac{1}{\tilde{u}_1}+\frac{\frac{V_1}{R_1(\tilde{u}_1)^2}}{\left(1-\left(\frac{V_1}{R_1\tilde{u}_1}\right)^{K_1+1}\right)}$$

因此，对于 $M/G/1/K$ 排队系统中的普通患者，其期望等待时间可以表示为：

$$E[W_1^{M/G/1}]=\frac{C_{\text{var1}}^2+1}{2}E[W_1^{M/M/1}]$$

$$=\frac{C_{\text{var1}}^2+1}{2}\cdot\left[\frac{1}{\tilde{u}_1}+\frac{\frac{V_1}{R_1(\tilde{u}_1)^2}}{\left(1-\left(\frac{V_1}{R_1\tilde{u}_1}\right)^{K_1+1}\right)}\right]$$

同理急诊患者的平均等待时间可以表示为：

$$E[W_2^{M/G/1}]=\frac{C_{\text{var2}}^2+1}{2}E[W_2^{M/M/1}]$$

$$=\frac{C_{\text{var2}}^2+1}{2}\cdot\left[\frac{1}{\tilde{u}_2}+\frac{\frac{V_2}{R_2(\tilde{u}_2)^2}}{\left(1-\left(\frac{V_2}{R_2\tilde{u}_2}\right)^{K_2+1}\right)}\right]$$

从而，在期望效用目标下，病床资源分配模型可重新表示为：

$$\min_{R_1,R_2\in N^+} Q(R_1,R_2):=\frac{C_{\text{var1}}^2+1}{2}\cdot\left[\frac{1}{\tilde{u}_1}+\frac{\dfrac{V_1}{R_1(\tilde{u}_1)^2}}{\left(1-\left(\dfrac{V_1}{R_1\tilde{u}_1}\right)^{K_2+1}\right)}\right]$$

$$+M\frac{C_{\text{var2}}^2+1}{2}\cdot\left[\frac{1}{\tilde{u}_2}+\frac{\dfrac{V_2}{R_2(\tilde{u}_2)^2}}{\left(1-\left(\dfrac{V_2}{R_2\tilde{u}_2}\right)^{K_2+1}\right)}\right]$$

$$\text{s. t.}\quad R_1+R_2=R$$

在已知患者住院时间矩信息条件下，模型的分布式鲁棒形式可表示为：

$$\min_{R_1,R_2}\max_{P\in F}E_P[Q(R_1,R_2)]$$

将患者等待表达式代入上式，分布式鲁棒模型的完整形式可表示为：

$$\min_{R_1,R_2\in N^+}\max_{P_1\in F_1,P_2\in F_2}E_{P_1}[W_1]+M\cdot E_{P_2}[W_2]$$

$$=\frac{C_{\text{var1}}^2+1}{2}\left[\frac{1}{\tilde{u}_1}+\frac{\dfrac{V_1}{R_1(\tilde{u}_1)^2}}{\left(1-\left(\dfrac{V_1}{R_1\tilde{u}_1}\right)^{K_1+1}\right)}\right]+$$

$$M\frac{C_{\text{var2}}^2+1}{2}\left[\frac{1}{\tilde{u}_2}+\frac{\dfrac{V_2}{R_2(\tilde{u}_2)^2}}{\left(1-\left(\dfrac{V_2}{R_2\tilde{u}_2}\right)^{K_2+1}\right)}\right]$$

$$\text{s. t.}\quad R_1+R_2=R$$

$$E_{P_1}(\tilde{u}_1)=\mu_1$$

$$E_{P_1}(\tilde{u}_1^2)=\mu_1^2+\sigma_1^2$$

$$E_{P_2}(\tilde{u}_2)=\mu_2$$

$$E_{P_2}(\tilde{u}_2^2)=\mu_2^2+\sigma_2^2$$

对于上述存在排队长度约束的患者入院模型，注意到当普通患者的排队约束 K_1 和急诊患者的排队约束 K_2 取值趋向于无穷大时，模型可近似表示不存在排队长度约束的情形。根据上文中对于2012年医院患者入院数据的分析，可以做出如下假设：

$$\frac{V_1}{R_1\tilde{u}_1}<0.01,\ \frac{V_2}{R_2\tilde{u}_2}<0.01$$

因此可得：

$$\lim_{K_1\to+\infty}\left(\frac{V_1}{R_1\tilde{u}_1}\right)^{K_1+1}=0,\ \lim_{K_2\to+\infty}\left(\frac{V_1}{R_1\tilde{u}_1}\right)^{K_2+1}=0$$

实际上，当 K_1 和 K_2 的取值大于 5 时，$\frac{V_1}{R_1\tilde{u}_1}$和$\frac{V_2}{R_2\tilde{u}_2}$的取值均在小数点后十位，根据上述分析的参数取值，对于大部分医院来说，其病床数量基本都能满足该条件。因此，可将模型进一步化简为：

$$\min_{R_1,R_2\in N^+}\max_{P_1\in F_1,P_2\in F_2}\frac{C_{\text{var1}}^2+1}{2}\left[\frac{1}{\tilde{u}_1}+\frac{V_1}{R_1(\tilde{u}_1)^2}\right]+$$

$$M\frac{C_{\text{var2}}^2+1}{2}\left[\frac{1}{\tilde{u}_2}+\frac{V_2}{R_2(\tilde{u}_2)^2}\right]$$

$$\text{s. t.}\quad R_1+R_2=R$$

$$E_{P_1}(\tilde{u}_1)=\mu_1$$

$$E_{P_1}(\tilde{u}_1^2)=\mu_1^2+\sigma_1^2$$

$$E_{P_2}(\tilde{u}_2)=\mu_2$$

$$E_{P_2}(\tilde{u}_2^2)=\mu_2^2+\sigma_2^2$$

与上文类似，定义 $Q(\tilde{\boldsymbol{u}},R)$ 如下：

$$Q(\tilde{\boldsymbol{u}},R):=\frac{C_{\text{var1}}^2+1}{2}\left[\frac{1}{\tilde{u}_1}+\frac{V_1}{R_1(\tilde{u}_1)^2}\right]+M\frac{C_{\text{var2}}^2+1}{2}\left[\frac{1}{\tilde{u}_2}+\frac{V_2}{R_2(\tilde{u}_2)^2}\right]$$

其中 $\tilde{\boldsymbol{u}}=(\tilde{u}_1,\tilde{u}_2)$，$R=(R_1,R_2)$，从而 min - max 形式的分布式鲁棒优化问题的内层最大化问题可以表示为：

$$\max_{P_{\tilde{\boldsymbol{u}}}}\int_{D_{\tilde{\boldsymbol{u}}}}Q(\tilde{\boldsymbol{u}},R)\,\mathrm{d}P_{\tilde{\boldsymbol{u}}}$$

$$\text{s. t.}\quad\int_{D_{\tilde{\boldsymbol{u}}}}\mathrm{d}P_{\tilde{\boldsymbol{u}}}=1$$

$$\int_{D_{\tilde{\boldsymbol{u}}}}\tilde{u}_i\,\mathrm{d}P_{\tilde{\boldsymbol{u}}}=\mu_i,\ \forall i=1,2$$

$$\int_{D_{\tilde{u}}} \tilde{u}_i^{\,2} \mathrm{d}P_{\tilde{\boldsymbol{u}}} = \mu_i^2 + \sigma_i^2, \forall i = 1,2$$

令 $\gamma, \alpha_i, \beta_i (i = 1,2)$ 分别表示上述优化问题中约束条件所对应的对偶变量，按照上文的分析思路，分布式鲁棒优化问题最终可转化为求解如下问题：

$$\min_{R,\alpha,\beta,\delta} \sum_{i=1}^{n} (\alpha_i \mu_i + \beta_i (\mu_i^2 + \sigma_i^2)) + \delta$$

$$\text{s. t.} \quad \delta \geqslant F(\alpha,\beta,R)$$

其中，$F(\alpha,\beta,R)$ 为最大化子问题：

$$F(\alpha,\beta,R) := \max_{\tilde{\boldsymbol{u}} \in D_{\tilde{u}}} \left\{ Q(\tilde{\boldsymbol{u}},R) - \sum_{i=1}^{2} (\alpha_i \tilde{u}_i + \beta_i \tilde{u}_i^2) \right\}$$

采用第 3 章给出的求解算法，即可求解上述分布式鲁棒优化问题。

第 6 章　考虑患者两阶段医疗服务过程的病床资源优化

6.1　问题背景

病床是医院重要的医疗资源之一，病床资源配置是否合理直接影响到医院的收入水平，患者的术前检查治疗，手术后康复等医疗活动都需要病床资源，因此，病床资源是医院运营管理的重要对象。高效的病床运作管理，不仅能够提高病床资源的使用效率和医院的经济效益，还有助于患者早日康复。当前，国内外医院普遍存在病床短缺问题[178]，随着老龄化进程的加快，我国的病床资源将面临前所未有的压力。在医疗资源相对紧张的情况下，医院通过信息技术和流程优化，从一定程度上提高了治疗效率，但并未从本质上改变供需矛盾。同时，由于病床资源涉及财务、医护人员配置和场地等诸多问题，短时间内病床数量也很难有较大提升[179]。因此，在未来很长一段时间内，病床资源短缺将是一种普遍现象，如何科学有效地管理病床资源成为医疗运作管理的重要研究问题。

针对某一部门/科室内的病床资源优化问题，已形成了较多的研究成果，此类研究主要采用排队论及其衍化模型解决急诊室、手术室或者重症监护室的病床调度问题。如 Song 等（2015）[180]利用排队论设计急诊室的专用就诊系统，根据患者的分诊情况进行医护人员的分配，然后根据诊断情况安排病床，研究结果表明，这种方式减少医护人员的工作负担且缓解急诊拥堵。同样，为了缓解患者就诊等待时间长、就诊拥堵等问题，周雄伟等（2018）针对患者的多渠道就诊行为，分析了医院的最优门诊资源调度策略[181]。Siqueira 等（2018）指出医院的短期绩效造成了部门/科室之间的病床资源不平衡，针对患者从到达、康复直至出院整个过程，考虑排队患者人数约束，基于排队指标提出了手术室调度和术后病床分配联合优化模型[182]。患者就诊的随机性会极大降低医疗服务的效率，同时就诊随机性造成了病床需求的波动，进而影响了病床资源的分配。对此，Zhu 等（2012）考虑重症监护室患者的两种到达形式（紧急到达和预约到达），以排队等待时间为目标，按照先到先服务原则建立了离散事件仿真模型[183]。为了提高病床使用的经济效益，Ayvaz 和 Huh（2010）[184]采用收益管理方法研究了病床资源动态分配问题。王娟等（2015）提出首先将患者进行分组，再进行需求匹配的两阶段医疗资源分配方法[185]。上述研究问题都集中在医院的某一部门/科室，然而由于职能的差异，不同部门/科室就诊患者的数量差异较大，为了充分利用病床资源，需要从全局视角研究病床资源的分配问题。

医院各部门/科室间存在分工与合作关系，病床资源分配自然涉及多病种情形。Green（2012）指出，病床资源的管理分配是一个复杂的问题，由于涉及多个病种，医院中经常出现某些疾病的病床资源过剩，而其他疾病病床资源不足的现象[186]。为了缓解这种不同病种间的资源不匹配现象，Gorunescu 等（2002）以最小化患者排队等待和病床成本为目标分析了医院最优病床总数[187]。为了分析患者到达过程对病床分配的影响，Kokangul（2008）从患者到达率和住院时间的随机性角度，利用马尔可夫理论研究患者排队系统指标变化对病床分配的影响[188]。患者是病床的使用者，根据自身疾病的类型不同，患者有参与治疗的选择权。Cochran 和 Roche（2008）通过分析医疗数据发现患者对病床需求的差异，进一步确定患者对病床需求的一致性，并挖掘了潜在病床需求患者，利用排队论实施病床规划方案，为病床的合理分配提供有效策略[189]。陈超等（2010）基于收益管理理论，研究了多时间窗口的多病床分配模型[190]。基于组合和柔性思想，Best 等（2015）[191]和 Holm 等（2013）[192]提出了结合病种分类的病床分配模型，研究了不同科室间的病床资源共享和分配问题。

随着医疗资源配置相关研究的深入，一些学者提出了多阶段病床分配模型以实现精准化管理。Berk 和 Moinzadeh（1998）[193]根据患者病情变化和出院标准将住院的过程分为强制治疗和康复阶段，在患者享受医疗公平性基础上，考虑患者病情复发的情况，提出一个两阶段排队模型，着重分析排队系统的相关指标。随后，Holm 等（2013）指出两阶段的病床分配模型提高了病床的利用率、减少了患者的排队拥堵问题[192]，但是没有对病房资源进行优化会增加医护人员管理患者的复杂性。Kuntz 等（2015）研究了多阶段的病床使用率，利用分段线性函数刻画患者使用病床的转折点，研究结果表明，当有限的病床资源应付过度需求时，病床利用压力过大会导致患者死亡率的增加[194]。吴晓丹等（2018）发现，对不同阶段的患者实施分流能够缓解病床资源紧张，但会造成患者滞留[195]。以上研究表明，多阶段病床分配模型虽然能够较好地描述患者病情变化对病床资源的影响，但是模型一般比较复杂且约束条件较多。

在医疗实践中，当医疗需求较大时，病情较轻的患者存在被提前出院的风险，Kim 等（2015）通过实证研究发现了这种现象，指出当病床资源紧缺时提前出院现象普遍存在[196]。康复阶段患者提前出院能够提升病床资源的利用率，减少新患者的入院等待成本，有利于医院的运营和新患者的及时就诊。Jaeker 和 Tucker（2016）发现，当医院面临着权衡病床使用率和患者响应时间时，在医护人员工作未饱和的情形下，患者人数和平均住院时间呈现倒 U 形。但当医护人员的工作负荷到达饱和状态时，平均住院时间不存在关于患者人数的下降趋势，因而只能通过让患者提前出院缓解入院压力[197]。患者提前出院减少了住院时间，Bhattacharjee 和 Ray（2014）指出，病床优化管理与患者住院时间相结合能够更好地控制患者排队系统。因此，提前出院的决定会影响到患者入院的时间、住院时间等，同时有利于优化整个医疗服务系统[198]。

通过上述文献回顾发现，大部分关于病床资源分配的研究是基于患者单阶段就诊过程展开的，没有考虑患者在接受治疗后，处在康复阶段时存在提前出院风险。同时，由于两阶段/多阶段的医疗服务过程比较复杂，部分学者主要是采用实证研究方法探讨两阶段病床优化问题。本章把患者治疗分为两个过程：第一阶段为强制治疗阶段，不存在提前出院的风险；第二阶段为康复阶段，当医院强制治疗阶段的医疗资源不足时，康复阶段的患者存在被要求提前出院的可能，同时提前出院存在一定的风险（如再入院）。本章首先研究该两阶段医疗服务系统的相关排队指标，在此基础上，基于患者的两阶段排队模型，考虑康复阶段患者提前出院和新患者等待时间，以最小化医院运作成本为目标，建立不同病种间的病床资源分配模型。

6.2　患者就诊的两阶段服务系统

考虑一个两阶段的医疗服务系统，我们假设患者接受一个治疗—康复的两阶段医疗服务。其中第一阶段称为强制治疗阶段，处于该阶段的患者不能被安排出院；第二阶段为康复阶段，该阶段的患者病情稳定，如果新患者到达且病床资源被全部占用，病情稳定的康复阶段患者可以被要求提前出院。此外，假设系统按照先到先服务规则提供两阶段服务，因此，处在康复阶段住院时间最长的患者最有可能被要求提前出院。患者的医疗服务过程是一个病床资源共享的两阶段排队过程，就诊过程如图 6.1 所示。

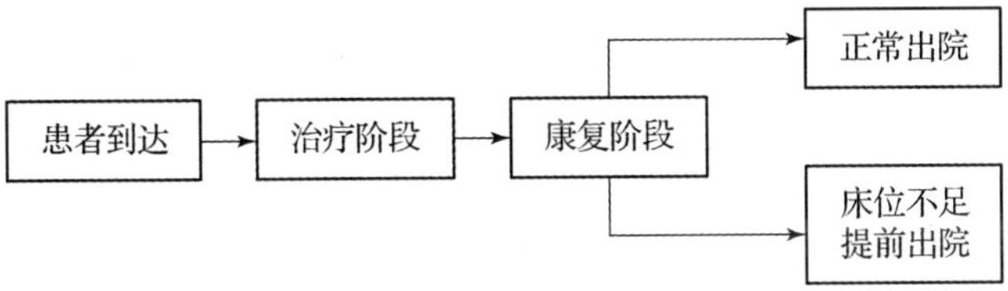

图 6.1　患者就诊路径

假设患者具有随机的治疗时间和康复时间，首先分析该两阶段串联服务系统的相关指标，然后基于排队指标构建多病种医疗资源分配模型。针对患者就诊的两阶段服务系统，t 时刻系统的状态可表示为 $S_{k,n}(t)=(t, y_1,\cdots,y_k;x_1,\cdots,x_n)$，其中 k 表示强制治疗阶段患者的人数，n 表示康复阶段患者人数，y_i 表示处于强制治疗阶段第 i 个患者已经接受的治疗服务时间（$1\leqslant i\leqslant k$），x_j 表示处于康复阶段第 j 个患者已经接受的康复服务时间（$1\leqslant j\leqslant n$）。显然 $0\leqslant y_1\leqslant\cdots\leqslant y_k\leqslant\infty$，$0\leqslant x_1\leqslant\cdots\leqslant x_n\leqslant\infty$，记强制治疗阶段服务时间的概率分布为 $F(y)$，康复阶段服务时间的概率分布为 $G(x)$，则 y_i，x_j 分别为具有如下概率密度函数的次序统计量($1\leqslant i\leqslant k, 1\leqslant j\leqslant n$)：

$$f_i(y)=\frac{k!}{(i-1)!\ (k-i)!}[F(y)]^{i-1}[1-F(y)]^{k-i}f(y) \tag{6.1}$$

$$g_i(x)=\frac{n!}{(j-1)!\ (n-j)!}[G(y)]^{j-1}[1-G(y)]^{n-j}g(y) \tag{6.2}$$

其中，$f(y)$和$g(y)$分别为$F(y)$和$G(y)$对应的概率密度函数。根据文献［199］可知，患者由强制治疗阶段转移到康复阶段的转移率可表示为$\mu_1(y)=\dfrac{f(y)}{1-F(y)}$，患者康复阶段的出院率为$\mu_2(x)=\dfrac{g(x)}{1-G(x)}$。假设$t$时刻排队系统处于$S_{k,n}(t)$状态的概率为$p_{k,n}(t,y_1,\cdots,y_k;x_1,\cdots,x_n)$。

针对该排队系统，假设患者的到达率为λ，该类疾病可用病床总量为M，每位入院患者占用1个单位的病床资源。并且假设t时刻处于强制治疗阶段的患者人数为k，处于康复阶段的患者人数为n，显然$k+n\leqslant M$。首先采用补充变量（也称增补变量）方法构建排队系统稳态概率的偏微分方程，进一步基于特征方程进行变量变换，最后结合边界条件确定稳态概率方程。下面分三种情形考察该排队系统。

情形1：病床有剩余，即$k+n\leqslant M$，$k>0$，$y_1>0$，$n>0$，$x_1>0$。

此情形下，病床资源没有被全部占用，当新患者到达时，服务系统可以立即提供服务。令$h>0$为充分小的数，使得h时间内新患者的到达率、转移率和出院率分别为$\lambda h+o(h)$，$\mu_1 h+o(h)$和$\mu_2 h+o(h)$，则可得如下等式：

$$
\begin{aligned}
&p_{k,n}(t+h,y_1+h,\cdots,y_k+h;x_1+h,\cdots,x_n+h)\\
&=(1-\lambda h)\prod_{i=1}^{k}(1-\mu_1(y_i)h)\prod_{j=1}^{n}(1-\mu_2(x_j)h)\{p_{k,n}(t,y_1,\cdots,y_k;x_1,\cdots,x_n)+\\
&\sum_{i=0}^{n}\int_{x_i}^{x_{i+1}}\mu_2(\eta)hp_{k,n+1}(t,y_1,\cdots,y_k;x_1,\cdots,\eta,\cdots,x_n)\mathrm{d}\eta\}+o(h)
\end{aligned}
\tag{6.3}
$$

其中，等式右端第一项表示在$(t,t+h)$时间段内，没有新患者到达，同时没有患者从强制治疗阶段转移到康复阶段；第二项表示存在一个康复阶段的患者在$(t,t+h)$时间段内出院，同时不存在新患者到达和患者转移。式（6.3）可化简为：

$$
\begin{aligned}
&p_{k,n}(t+h,y_1+h,\cdots,y_k+h;x_1+h,\cdots,x_n+h)-p_{k,n}(t,y_1,\cdots,y_k;x_1,\cdots,x_n)\\
&=-\left(\lambda h+\sum_{i=1}^{k}\mu_1(y_i)h+\sum_{j=1}^{n}\mu_2(x_j)h\right)p_{k,n}(t,y_1,\cdots,y_k;x_1,\cdots,x_n)+\\
&\sum_{i=0}^{n}\int_{x_i}^{x_{i+1}}\mu_2(\eta)hp_{k,n+1}(t,y_1,\cdots,y_k;x_1,\cdots,\eta,\cdots,x_n)\mathrm{d}\eta+o(h)
\end{aligned}
\tag{6.4}
$$

令$h\to 0$，$t\to\infty$可得排队系统在情形1下的稳态概率的偏微分方程表达式：

$$\sum_{i=1}^{k}\frac{\partial p_{k,n}}{\partial y_i}+\sum_{i=1}^{n}\frac{\partial p_{k,n}}{\partial x_i}=-\left(\lambda+\sum_{i=1}^{k}\mu_1(y_i)+\sum_{j=1}^{n}\mu_2(x_j)\right)p_{k,n}(y_1,\cdots,y_k;x_1,\cdots,x_n)+\sum_{i=0}^{n}\int_{x_i}^{x_{i+1}}\mu_2(\eta)p_{k,n+1}(y_1,\cdots,y_k;x_1,\cdots,\eta,\cdots,x_n)\mathrm{d}\eta \tag{6.5}$$

情形 2：病床全部被占用且有患者处于康复阶段，即 $k+n=M$，$n\geqslant 1$，$x_1>0$。

当 $k+n=M$ 时，将不存在情形 1 中等式第二部分，即不存在康复阶段的患者出院的情形，此时稳态概率满足的偏微分方程可表示为：

$$\sum_{i=1}^{k}\frac{\partial p_{k,n}}{\partial y_i}+\sum_{i=1}^{n}\frac{\partial p_{k,n}}{\partial x_i}=-\left(\lambda+\sum_{i=1}^{k}\mu_1(y_i)+\sum_{j=1}^{n}\mu_2(x_j)\right)p_{k,n}(y_1,\cdots,y_k;x_1,\cdots,x_n) \tag{6.6}$$

情形 3：病床全部被占用且都处于强制治疗阶段，即 $k+n=M$，$n=0$。

此情形下，所有医疗资源均被强制治疗阶段的患者占用，即使新患者到达服务平台也无法接受服务，因此：

$$p_{M,0}(t+h,y_1+h,\cdots,y_k+h)=\prod_{i=1}^{M}(1-\mu_1(y_i)h)p_{M,0}(t,y_1,\cdots,y_M) \tag{6.7}$$

稳态概率满足如下方程：

$$\sum_{i=1}^{M}\frac{\partial p_{M,0}}{\partial y_i}=-\sum_{i=1}^{M}\mu_1(y_i)p_{M,0}(y_1,\cdots,y_k) \tag{6.8}$$

当新患者进入服务平台或者患者由强制治疗阶段转入服务阶段时，可得服务系统的边界条件，令 $y_0=0$，$y_{k+1}=\infty$，可得偏微分方程的边界条件。

边界条件 1：病床存在剩余，新患者到达时，即 $k+n\leqslant M$，$k\geqslant 1$，

$$p_{k,n}(0,y_1,\cdots,y_{k-1};x_1,\cdots,x_n)=\lambda p_{k-1,n}(y_1,\cdots,y_{k-1};x_1,\cdots,x_n) \tag{6.9}$$

边界条件 2：强制治疗阶段患者进入康复阶段时，即 $k+n<M$，$n\geqslant 1$ 时，病床存在剩余，

$$p_{k,n+1}(y_1,\cdots,y_k;0,x_1,\cdots,x_n)=\sum_{i=0}^{k}\int_{y_i}^{y_{i+1}}\mu_1(\eta)p_{k+1,n}(y_1,\cdots,\eta,\cdots,y_k;x_1,\cdots,x_n)\mathrm{d}\eta \tag{6.10}$$

下面采用特征方程法化简求解三种情形的偏微分方程，然后结合边界条件确定稳态概率的表达式。首先，作如下变量变换 $\overline{y_i}=y_i-y_{i+1}$，$1\leqslant i\leqslant k-1$，$\overline{y_k}=y_k-x_1$，$\overline{x_j}=x_j-x_{j+1}$，$1\leqslant j\leqslant n-1$，$\overline{x_n}=x_n$。由此可得 $y_l=\sum_{i=l}^{k}\bar{y}_i+\sum_{j=1}^{n}\bar{x}_j$，$x_l=\sum_{j=l}^{n}\bar{x}_j$，令 $\bar{p}_{k,n}=p_{k,n}(\bar{y}_1,\cdots,\bar{y}_k;\bar{x}_1,\cdots,\bar{x}_n)$ 表示变量变换后的稳态概率分布，$\bar{\mu}_1(\bar{y}_i)$ 和 $\bar{\mu}_2(\bar{x}_j)$ 表示变量变换后的转移概率，则式（6.5）转化为：

$$\frac{\partial\bar{p}_{k,n}}{\partial\bar{x}_n}=-\left(\lambda+\sum_{i=1}^{k}\bar{\mu}_1(\bar{y}_i)+\sum_{j=1}^{n}\bar{\mu}_2(\bar{x}_j)\right)\bar{p}_{k,n}(\bar{y}_1,\cdots,\bar{y}_k;\bar{x}_1,\cdots,\bar{x}_n)+\sum_{i=0}^{n}\int_{x_i}^{x_{i+1}}\bar{\mu}_2(\bar{\eta})\,\bar{p}_{k,n+1}(\bar{y}_1,\cdots,\bar{y}_k;\bar{x}_1,\cdots,\bar{\eta},\cdots,\bar{x}_n)\mathrm{d}\bar{\eta} \tag{6.11}$$

式（6.11）为关于 $\bar{x}_n$ 的常微分方程，令 $F^c(y_i)=1-F(y_i)$，$G^c(x_i)=1-G^c(x_i)$ 可求得：

$$p_{k,n}=e^{-\lambda x_n}\prod_{i=1}^{k}F^c(y_i)\prod_{j=1}^{n}G^c(x_i)H_1(y_1-y_2,\cdots,y_k-x_1,\cdots,x_{n-1}-x_n) \tag{6.12}$$

同理可得，当 $k+n=M$，$n\geqslant1$，$x_1>0$ 时，

$$p_{k,n}=e^{-\lambda x_n}\prod_{i=1}^{k}F^c(y_i)\prod_{j=1}^{n}G^c(x_i)H_2(y_1-y_2,\cdots,y_k-x_1,\cdots,x_{n-1}-x_n) \tag{6.13}$$

当 $k=M$，$n=0$ 时，

$$p_{M,0}=e^{-\lambda x_n}\prod_{i=1}^{M}F^c(y_i)H_3(y_1-y_2,\cdots,y_{M-1}-y_M) \tag{6.14}$$

下面通过边界条件确定 f_1，f_2 和 f_3 的函数形式，对于函数 f_1，由边界条件 1 和 2 可得：

$$e^{-\lambda x_n}F^c(0)\prod_{i=1}^{k-1}F^c(y_i)\prod_{j=1}^{n}G^c(x_i)f_1(-y_1,y_1-y_2,\cdots,y_{k-1}-x_1,\cdots,x_{n-1}-x_n)$$
$$=\lambda e^{-\lambda x_n}\prod_{i=1}^{k-1}F^c(y_i)\prod_{j=1}^{n}G^c(x_i)f_1(y_1-y_2,\cdots,y_{k-1}-x_1,\cdots,x_{n-1}-x_n)$$

$$e^{-\lambda x_n}G^c(0)\prod_{i=1}^{k}F^c(y_i)\prod_{j=1}^{n}G^c(x_j)f_1(y_1-y_2,\cdots,y_k-0,0-x_1,\cdots,x_{n-1}-x_n)$$

$$=e^{-\lambda x_n}\prod_{i=1}^{k}F^c(y_i)\prod_{j=1}^{n}G^c(x_j)\sum_{i=0}^{k}\int_{y_i}^{y_{i+1}}\mu_1(\eta)F^c(\eta)f_1(y_1-y_2,\cdots,\eta-y_i,\cdots)\mathrm{d}\eta$$

通过边界条件可知，函数$f_1(y_1-y_2,\cdots,y_k-x_1,\cdots,x_{n-1}-x_n)$的表达式具有如下形式：

$$f_1(y_1-y_2,\cdots,y_k-x_1,\cdots,x_{n-1}-x_n)=K\lambda^{n+k} \tag{6.15}$$

其中K为待定常数。

由边界条件1和2同样可得f_2的表达式为：

$$f_2(y_1-y_2,\cdots,y_k-x_1,\cdots,x_{n-1}-x_n)=K\lambda^{n+k} \tag{6.16}$$

同理，由边界条件2可知函数f_3的表达式：

$$f_3(y_1-y_2,\cdots,y_{k-2}-y_{k-1})=K\lambda^{k} \tag{6.17}$$

两阶段患者排队模型的稳态概率$p_{k,n}(y_1,\cdots,y_k;x_1,\cdots,x_n)$表达式为：

$$p_{k,n}(y_1,\cdots,y_k;x_1,\cdots,x_n)=$$

$$\begin{cases}K\lambda^{k+n}\exp(-\lambda x_n)\prod_{i=1}^{k}F^c(y_i)\prod_{j=1}^{n}G^c(x_j), & \text{否则}\\ K\lambda^{k}\exp(-\lambda y_k)\prod_{i=1}^{k}F^c(y_i), & k=M\end{cases} \tag{6.18}$$

根据概率求和等于1，可得：

$$\sum_{n=0}^{M-k}\sum_{k=0}^{k}\int_{x\in\varphi(x)}\cdots\int_0^{x_2}\int_{y\in\varphi(y)}\cdots\int_0^{y_2}p_{k,n}(y_1,\cdots,y_k;x_1,\cdots,x_n)\mathrm{d}y_1\cdots\mathrm{d}y_k\mathrm{d}x_1\cdots\mathrm{d}x_n=1$$

其中$\varphi(x)$和$\varphi(y)$分别表示x和y的定义域。假设两阶段排队系统中存在j个患者的概率为$q_j(j\leqslant M)$，同时令p_k表示排队系统中有$k(k\leqslant M)$个患者处于强制治疗阶段的概率，$L(x)=\int_0^x G^c(t)\mathrm{d}t$，$L(y)=\int_0^y F^c(t)\mathrm{d}t$，$\frac{1}{\mu_1}$为强制治疗阶段服务时间的期望，$\frac{1}{\mu_2}$为康复阶段服务时间的期望，当$j<M$时，可得：

$$q_j=\sum_{n=1}^{j}K\lambda^j\frac{1}{(j-n)!(n-1)!}\left(\frac{1}{\mu_1}\right)^j\int_{x\in\varphi(x)}\exp(-\lambda x)G^c(x)\,(L(x))^{n-1}\mathrm{d}x+$$

$$K\lambda^j\frac{1}{j!}\left(\frac{1}{\mu_1}\right)^j$$

$$q_M = \sum_{n=1}^{M} K\lambda^M \frac{1}{(M-n)!(n-1)!}\left(\frac{1}{\mu_1}\right)^{M-n}\int_{x\in\varphi(x)}\exp(-\lambda x)G^c(x)(L(x))^{n-1}\mathrm{d}x +$$

$$K\lambda^M \frac{1}{(M-1)!}\int_{y\in\varphi(y)}\exp(-\lambda y)F^c(y)(L(y))^{M-1}\mathrm{d}y$$

从而由概率求和约束计算可得：

$$K = \left\{\sum_{j=0}^{M-1}\left(\sum_{n=1}^{j}\lambda^j \frac{1}{(j-n)!(n-1)!}\left(\frac{1}{\mu_1}\right)^j\int_{x\in\varphi(x)}\exp(-\lambda x)G^c(x)\ (L(x))^{n-1}\mathrm{d}x +\right.\right.$$

$$\left.\lambda^j \frac{1}{j!}\left(\frac{1}{\mu_1}\right)^j\right)\sum_{n=1}^{M}\lambda^M \frac{1}{(M-n)!(n-1)!}\left(\frac{1}{\mu_1}\right)^{M-n}\int_{x\in\varphi(x)}\exp(-\lambda x)G^c(x)\ (L(x))^{n-1}\mathrm{d}x +$$

$$\left.\lambda^M \frac{1}{(M-1)!}\int_{y\in\varphi(y)}\exp(-\lambda y)F^c(y)(L(y))^{M-1}\mathrm{d}y\right\}^{-1}$$

进一步，可计算出排队系统中处于强制治疗阶段患者人数的概率：

$$p_k = \sum_{n=1}^{M-k-1} K\lambda^{k+n}\frac{1}{k!(n-1)!}\left(\frac{1}{\mu_1}\right)^k\int_{x\in\varphi(x)}\exp(-\lambda x)G^c(x)(L(x))^{n-1}\mathrm{d}x +$$

$$K\lambda^k \frac{1}{k!}\left(\frac{1}{\mu_1}\right)^k$$

$$p_M = K\frac{\lambda^M}{(M-1)!}\int_{y\in\varphi(y)}\exp(-\lambda y)F^c(y)(L(y))^{M-1}\mathrm{d}y$$

以社会福利最大化为优化目标，社会福利包括由于病床资源不足造成的患者无法入院成本和康复阶段的患者由于提前出院而产生的健康损失成本两部分。在社会福利函数中考虑排队系统的两个指标：单位时间新患者被拒绝的期望人数以及康复阶段患者的期望服务时间。

当处于强制治疗阶段的患者占满所有可用病床时，新到达的患者将不能接受服务，因此，新患者被拒绝的期望人数为：

$$E(l) = \lambda p_M = K\frac{\lambda^{M+1}}{M!}\int_{y\in\varphi(y)}F^c(y)(L(y))^M\exp(-\lambda y)\mathrm{d}y \quad (6.19)$$

由于该服务系统的平均病床占用数为 $\sum_{j=0}^{M} jq_j$，同时系统的实际到达速率为 $\lambda - E(l)$，因此根据 Little 准则，患者在医院的平均滞留时间为 $\dfrac{\sum_{j=0}^{j} jq_j}{\lambda - E(l)}$。强制治疗阶段患者的平均服务时间为$\dfrac{1}{\mu_1}$，从而康复阶段患者的期望服务时间为：

$$E(\tau) = \frac{\sum_{j=0}^{j} jq_j}{\lambda - E(l)} - \frac{1}{\mu_1} \tag{6.20}$$

6.3　基于两阶段服务的病床资源分配模型

前述内容给出了患者就诊过程中病床资源需求和供给的状态关系，并给出了患者住院治疗时间和康复时间的函数表达式。基于患者排队的服务系统，构建病床资源分配模型，并进行成本函数核算，探讨病床分配策略。

假设某医院共有 S 个住院病种，λ^i 表示第 i 个病种的患者到达率（$1\leqslant i\leqslant T$），μ_1^i 表示第 i 个病种的患者由强制治疗阶段到康复阶段的转移率，μ_2^i 表示第 i 个病种患者的康复出院率。下面给出考虑患者治疗—康复两阶段过程的病床分配模型。

假设病床总数为 N，当分配给第 i 个病种 n_i 个病床时，相应的成本为 $V_i(n_i)$，以成本最小化为目标，病床资源分配模型可表示为：

$$\min_{n}\left\{\sum_{i=1}^{S} V_i(n_i) : \sum_{i}^{S} n_i = N\right\} \tag{6.21}$$

其中 $n=(n_1,n_2,\cdots,n_T)$。针对患者的两阶段医疗服务过程，成本指标由两部分组成，即新到达患者被拒绝的成本和康复阶段患者的提前出院成本。对于某一病种，当病床被强制治疗阶段患者占用时，新到达患者将无法接受服务，采用单位时间新患者被拒绝的期望人数 $E(l)$ 和单位拒绝成本 c^l 表示。而康复阶段的患者存在提前出院风险，提前出院成本旨在刻画治疗收益的下降，如提前出院可能产生再入院、完全康复周期延长等现象，采用 $c^\tau(T-E(\tau))$ 表示，其中 c^τ 为单位时间提前出院成本，T 表示该病种最大康复时间，$E(\tau)$ 为两阶段服务系统患者的期望康复时间。因此，病种 i 的成本函数可表示为：

$$V_i = c_i^l E(l_i) + c_i^\tau (T_i - E(\tau_i)) \tag{6.22}$$

资源分配模型（6.21）可转化为：

$$\min_{n} \sum_{i=1}^{S} c_i^l E(l_i) + c_i^\tau (T_i - E(\tau_i))$$

$$\text{s. t.} \quad \sum_{i}^{S} n_i = N, n_i \in N^+ \tag{6.23}$$

模型（6.23）中 l_i 和 τ_i 是关于病种 i 分配的病床数 n_i、患者到达率 λ_i、两阶段服务率 μ_i^1 和 μ_i^2 的函数，即 $l_i = l_i(n_i, \lambda_i, \mu_i^1, \mu_i^2)$，$\tau_i = \tau_i(n_i, \lambda_i, \mu_i^1, \mu_i^2)$。对于该病床分配模型，假设有两种疾病，第一种疾病强制治疗阶段的服务效率比第二种高，当康复阶段服务率相同时，则第一种疾病的患者拒绝成本相对第二种疾病较低，因此应分配给第二种疾病较多的病床资源。随着分配给第二种疾病病床资源的增加，第一种疾病康复患者的提前出院成本也会相应提高。通过分析可知，该优化问题需要通过权衡各个病种的两类成本以达到整体最优。

由于资源分配问题的特殊形式，动态规划方法常常被用于求解该类问题。因此，考虑采用动态规划方法求解上述病床资源分配问题，按照疾病种类将问题划分成 S 个阶段，定义病床数为 ξ，需要分配病床的疾病数为 r 时（$r<S$）的子问题 P_r 为

$$F_r(\xi) = \min_n \sum_{i=1}^{r} c_i^l E(l_i) + c_i^\tau (T_i - E(\tau_i))$$
$$\text{s. t.} \quad \sum_{i}^{r} n_i \leqslant \xi \tag{6.24}$$

即第 r 阶段优化问题。最优目标 $F_r(\xi)$ 表示第 r 种疾病、可分配病床数为 ξ 时的最小成本，从而 Bellman 最优方程可表示为：

$$\begin{aligned} F_r(\xi) = \min_a \{ & F_{r-1}(\xi), c_r^l E(l_i(a)) + \\ & c_r^\tau (T_r - E(\tau_r(a))) + F_{r-1}(\xi - a) \} \end{aligned} \tag{6.25}$$

同时，病床资源动态优化问题的边界条件为 $F_0(\xi)=0$，$\xi \geqslant 0$。该问题可以采用动态规划逆推法进行求解。

第 7 章　医疗显影剂的库存订货问题

7.1　问题背景

通常情况下，一所综合性医院提供的医疗服务主要包括临床服务和医技服务。临床服务是指为病人提供疾病的诊断、治疗和预防等基于临床医学的服务，是直接面对疾病，对病人直接实施治疗的医疗服务。而医技服务的主要工作是进行辅助诊疗，是运用专业的诊疗技术或设备，协助临床科室进行疾病的诊断和治疗。不同于一般门诊科室或住院部门，医技单元不设病床，不收病人，也称为非临床科室。医技科室是医院系统中的技术支持部门，为患者接受治疗提供证据支持，因此是医院的重要组成部分。

按照工作性质和任务不同，医技部门可以分为以诊断为主的科室、以治疗为主的科室以及以供应为主的科室。本章主要研究了医技部门中诊断单元的相关优化问题。医疗诊断单元主要包括核医学科、放射科、超声科、心血管超声和心功能科、检验科、病理科等，这些单元不仅对于患者的疾病治疗具有很大的辅助作用，同时也在药品制造、医疗教育等各个方面有着广泛的应用。

虽然相比于人类长远的医疗发展史，医疗辅助诊断技术的出现相对较晚，但是其对医疗技术水平的提升具有极大的促进作用。医疗诊断技术的发展主要是由一系列科学发现推动的，其中，19 世纪末期的两个重要的科学发现极大地推动了医疗诊断技术的发展：一是 19 世纪 70 年代法国微生物学家路易斯·巴斯德和德国细菌学家罗伯特·科赫提出了细菌致病说；二是 1895 年德国物理学家威廉·伦琴发现了 X 射线。按照采用技术手段的不同，医疗诊断单元主要包括临床试验诊断部门、医疗影像诊断部门和非影像诊断部门三类，其中临床试验主要指病理检查、检验等，如验血。医疗影像检查主要包括X射线检查、MRI（Magnetic Resonance Imaging，核磁共振成像）、CT（Computed Tomography，电子计算机断层扫描）、PET－CT（Positron Emission Tomography－Computed Tomography，正电子发射断层显像，与计算机断层扫描技术）、超声波检查等。非影像检查主要包括心电图、脑电图等。医疗诊断单元不仅涉及的门类很多，而且应用的范围很广，美国临床试验协会2010年的研究报告就曾指出，有超过70%的医疗决策都涉及临床试验诊断，Kocher等（2011）也指出，在医疗急诊单元中，接受CT扫描的患者比例从1996年的3.2%提高到了2007年的13.9%[200]。

本章主要关注医疗影像检查中的显影剂库存订货优化问题，在给出具体问题之前，首先介绍一下医疗影像检查的相关技术设备和检查流程。

7.2 医疗检查中的影像单元

医疗影像设备通过提供人体相关结构的影像图片来帮助医生进行疾病的诊断，医疗影像的检查范围可以从细胞级别一直到整个人体。随着医疗技术的发展，产生了越来越多的医疗成像技术和设备，主要包括传统的X射线检查、CT扫描检查、MRI检查、超声波检查、PET－CT检查，等等，下面将对此作简单介绍。

X射线检查属于传统医疗检查方法，一般来说，每所医院都有多种X射线检查设备，如专门针对身体某些部分的X射线检查设备、便携式（手提）X射线检查设备等。同时X射线检查设备也常常出现在非放射科室，如急诊室。

CT检查技术是电子计算机断层扫描技术的简称，最常见的X射线CT扫描技术利用精确准直的X线束与灵敏度极高的探测器一同围绕人体的某一部位做一个接一个的断面扫描，具有扫描时间快、图像清晰等特点。此外还有利用γ射线的γ射线CT扫描技术（γ－CT）以及利用超声波的超声CT技术（UCT）等。

MRI 检查技术通过磁场和无线电波产生人体组织的图像，主要包括传统（隧道式）扫描、短期内孔扫面、开放性磁共振扫面以及站立扫面等。核磁共振技术在成像时需要高度均匀的强磁场，要想保证检查设备的灵敏度和成像的准确度，不仅需要通过液氦来保证设备低温，还需要精密的零部件和稳定性极高的电子系统，因此核磁共振仪器的使用维护成本很高。

PET－CT 检查技术是一种正电子发射断层显像技术与计算机断层扫描技术结合使用的新型检查方法，将 PET 图像和 CT 图像融合，可以同时反映病灶的病理生理变化和形态结构，具有发现早，诊断快速准确、安全等特点。近年来，PET－CT 设备已广泛应用于恶性肿瘤的检查发现。

7.2.1　影像检查显影剂

核医学检查（如 PET－CT）采用核技术动态地诊断疾病，具有对病情发现早、诊断准确等特点，因而成为重要的新兴医疗检查工具。通常在进行核医学影像检查前，需要注射或口服放射性显影剂。显影剂也称示踪剂，在影像检查中扮演着十分重要的作用。检查者注射显影剂后，显影剂进入人体各部位进行代谢，病变部位的代谢比较旺盛，因此大量显影剂会集中于病变部位，通过检测设备扫描即可轻易发现。

锝－99m 是最常用的医学成像显影剂之一，不仅是由于锝本身的毒性比较小，而且锝－99m 半衰期较短，约每 6 个小时试剂的辐射量减少一半，因此可以较快地从人体内排出，同时锝－99m 在衰变的同时释放出容易检测的软 γ 射线，因此成为现代医学成像的主力。据统计，锝－99m 的使用量占到全世界核医学放射性同位素的 80%，且含有锝－99m 的放射性药物达 30 多种，主要通过注射用于甲状腺、胃部、脑部、肾脏、心脏等器官或肿瘤的造影和功能性研究。

由于锝－99m 的半衰期只有 6 小时，是一种半衰期极短的不稳定同位素，因而无法长时间保存。目前在核医学领域最常用的制取方法是利用核反应堆处理高浓缩铀，生成放射性同位素钼－99，钼－99 会衰变成锝－99m。由于锝－99m 的半衰期较短，而钼－99 的半衰期为 65.94 个小时，因此一般将制成的钼－99 运往各医疗机构，从衰变的钼－99 中提取锝－99m制成显影剂，用于病人的造影检查。医院在每次采购原材料钼－99

后，初次的制药量较大，随后每次的制药量指数递减。

假设某医院在第 0 天的钼 -99 的进货量为 N，不考虑原材料运输时间，即原材料当天到达，忽略运输途中的原料衰变，则第 $t-1$ 天剩余的钼 -99 量为：

$$N(t-1) = N \cdot \left(\frac{1}{2}\right)^{\frac{24(t-1)}{65.94}}$$

从而第 t 天可以获得的锝 -99m 量为：

$$\begin{aligned} M(t) &= N(t-1) - N(t-1) \cdot \left(\frac{1}{2}\right)^{\frac{24}{65.94}} \\ &= N \cdot \left(\frac{1}{2}\right)^{\frac{24(t-1)}{65.94}} - N \cdot \left(\frac{1}{2}\right)^{\frac{24t}{65.94}} \\ &= M(t-1) \cdot \left(\frac{1}{2}\right)^{\frac{24}{65.94}} \end{aligned}$$

近些年，随着部分生产商关闭老化的核反应堆以及核反应堆的设备修理维护等原因，一度出现锝 -99m 的世界性短缺。许多医院不得不取消患者的检查预约，或者不得已采用更古老辐射量更大的诊断技术。为了解决该问题，北美的许多公司开始研究生产医用同位素的新方法，并且有些公司获得了美国能源部国家核军工管理局（NNSA）的资金支持。因此在检查中如何根据预约合理配置药物，如何确保病人在注射药物后能在最佳的时间内接受检查变得尤为重要。

7.2.2 影像检查过程

医疗影像检查部门涉及从影像的构成、获取和存储，以及如何分析、解释与诊断医学影像的全过程。对于医疗影像检查的全过程，Hopp 和 Lovejoy（2012）在其著作 *Hospital operations: Principles of high efficiency health care* 中曾作过详细的描述[45]。对患者的医疗影像检查主要包括收集患者影像信息、分析信息、形成诊断报告并发送给相关医生等步骤。与临床试验诊断中采用患者样本送至实验室检查的模式有所不同，在医疗影像检查过程中，患者一般必须前往专门的放射科室进行检查。而正如前文所讲，除了小型医疗成像设备，其他设备通常比较昂贵，一所医院中通常只装备一台。因此，在进行影像检查时，普遍需要进行预约，而在临床试验检查中通常不需要。根据 Hopp 和 Lovejoy（2012）的描述，医疗影像诊断的基本流程包括 5 个步骤，具体为：

①患者的预约调度过程。不同于医疗门诊，医疗影像检查中的患者（包括住院患者、门诊患者以及急诊患者）需求通常是由其主治医生提出的，因此住院患者和急诊患者的检查预约信息可以直接送到放射科，放射科再对患者进行排班。而对于门诊患者的预约来说，通常在看完门诊后需要再次返回医院进行检查，并且还存在着由于检查时间不合适而推迟检查或不能按时到达的情况。在医疗影像检查过程中，患者在检查前过长的等待时间往往会造成检查推迟，因此合理的预约调度必不可少，同时由于病人病种的多样性，又造成了预约调度问题比较复杂。

②扫描成像过程。将患者的检查部位形成实际图像的过程称为扫描过程，该过程与所采用的技术手段无关。在扫描成像过程中，还会涉及一些对于设备的相关设置步骤，如患者的准备、设备的调试以及扫描后的仪器清理等整理过程。

③影像读取过程。扫描的影像产生后，放射科医生需要对影像资料进行分析，以判断患者是否得病以及病情严重程度。一般来说，放射科医生的影像读取工作都在专门的读取室进行，影像资料的形式包括物理胶片或电子图片。

④报告抄写过程。放射科医生在得出分析结论后，需要将结论写成书面报告的形式。传统上该过程由医疗速记员或转录员根据放射科医生的口述完成，随着科技的发展，语音识别软件和标准化报告系统的出现可以帮助放射科医生完成检查报告。

⑤检查结束。书面报告完成后，放射科医生检查并批准后，提交给患者的主治医生。

7.2.3　华西医院 PET – CT 中心

本章的研究内容是在对四川大学华西医院 PET – CT 中心调研的基础上展开的，四川大学华西医院创建于 1892 年，是中国西南地区最大的医疗机构。华西医院实力雄厚、设备专业，设有专科、专病门诊 200 余种，最高日门诊、急诊服务量 18 000 余人次；并且有国际标准手术室 85 间，日均外科手术 300 余台；华西医院的医技、辅助科室包括放射科、核医学科、超声诊断科、病理科、实验医学科（检验科）、放射物理技术中心等，其中医疗影像设备方面，该医院配有核磁共振仪器 8 台、螺旋 CT 机 5 台、PET - CT 机 2 台。此外，医院还配有伽马刀、X - 刀、血管造影仪、直线加速器等最先进的诊疗设备。

通过对华西医院 PET - CT 中心调查研究得知，该中心患者的 PET - CT 检查过程与前面介绍的医疗影像检查过程类似。检查流程大致可描述为：患者首先在各类型门诊就诊，其主治医生根据病情判断患者是否需要进行 PET - CT 检查。对于需要检查的患者，由主治医生提出检查预约请求，PET - CT 中心进行相应的安排。根据患者的病情不同，有些需要进行显影剂注射，有些则不需要，患者的药物注射由护士决定，根据病人个人情况浮动在 0.5 ~2 小时。注射完显影剂后，患者按预约顺序依次进行检查。进行完 PET - CT 扫描后，PET - CT 中心的核医学医生对影像进行分析，形成书面检查报告，确认后提交给患者的主治医生。PET - CT 的检查过程如图 7.1 所示。

调研中发现，华西医院 PET - CT 中心在运作过程中存在两个问题：第一，该 PET - CT 中心使用的显影剂为锝 -99m，PET - CT 中心每周进购原材料一次，每天制作显影剂一次。正如上文中所讲的，生产锝 -99m 的原材料钼 -99 有半衰期，所以每次新进原料当天制成的显影剂量最大，以后每天制药量指数递减，同时显影剂锝 -99m 的半衰期只有 6 个小时，前一天制成的显影剂无法在下一天使用，因此造成原材料刚到时显影剂产量过剩，下一次原材料到达前显影剂紧缺而机器、人力资源过剩。第二，PET - CT 中心在决定下一天的就诊患者数时，一般由中心医生根据显影剂生产量和患者的预约人数主观决定。通常，医生根据患者的预约信息，估计每个患者的大概检查时间，然后以可工作时间除以检查时间得到接诊患者数。但是患者的检查时间由检查部位决定，并且检查时间具有一定的波动性，仅靠医生的主观决定很容易造成患者实际检查时间比预约时间推迟，或者所有患者提前完成检查，机器空闲。

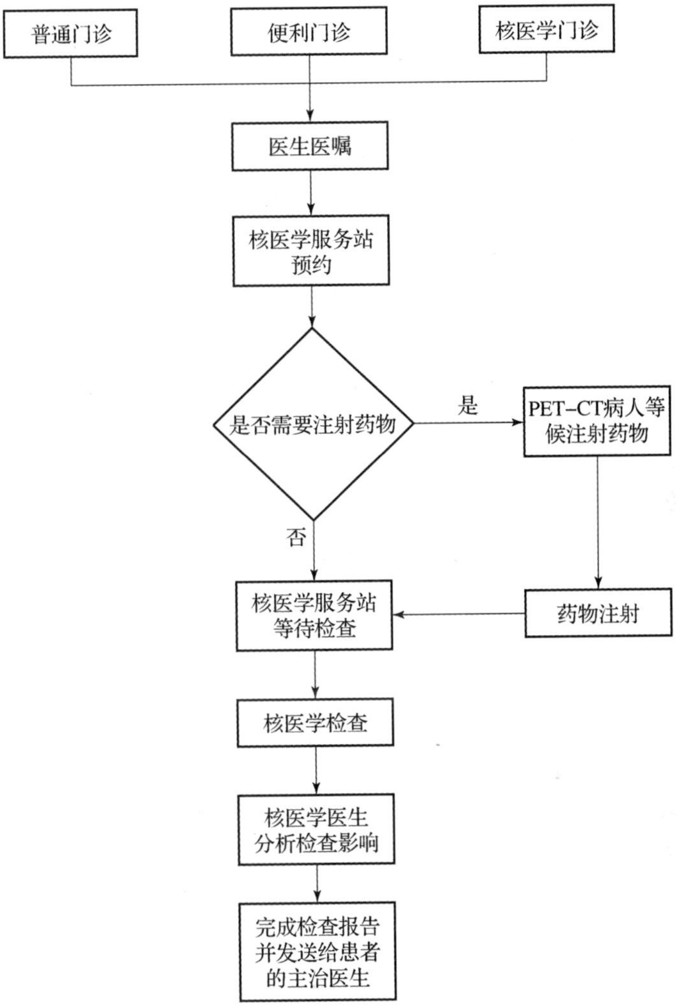

图 7.1　华西医院 PET – CT 检查流程

PET – CT 核医学检查的成本较高。研究表明，在刨除人工成本的情况下，PET – CT 检查设备每天的维护成本还高达近千元，当医疗用放射性同位素供给不足时会进一步增加医院的成本压力。从成本角度分析，最优的药品原材料订货量是通过平衡机器空闲损失和药物过剩损失而得到的，并且该问题是一个多阶段库存订货问题。针对调研中发现的问题，在本章中我们将研究核医学检查显影剂的库存订货问题，下面给出 PET – CT 显影剂原材料的订货模型。

7.3 符号参数说明

在已知患者每天检查需求期望和方差的条件下，本节将建立核医学检查显影剂库存控制问题的分布式鲁棒优化模型。在前期文献研究和调研基础上，假定模型的相关参数如下：

r：患者接受检查的单位收益，包括两部分：一部分为医院的实际收益，另一部分是患者接受检查而获得的收益；

c：PET－CT 显影剂的单位患者订货成本；

s：患者未能接受检查的单位惩罚；

Q：PET－CT 显影剂的周期订货量；

N：PET－CT 显影剂的订货周期；

q_i：第 i 天可用于检查的显影剂存量，其中 $i=1,2,\cdots,N$；

$\tilde{d}_i$：第 i 天患者的检查需求数，其中 $i=1,2,\cdots,N$；

μ_i：第 i 天患者需求数 $\tilde{d}_i$ 的期望值，其中 $i=1,2,\cdots,N$；

σ_i：第 i 天患者需求数 $\tilde{d}_i$ 的标准差，其中 $i=1,2,\cdots,N$；

P_i：需求变量 $\tilde{d}_i$ 的分布函数，即均值为 μ_i、标准差为 σ_i 的某一分布函数；

F_i：对于需求变量 $\tilde{d}_i$，所有满足均值为 μ_i、标准差为 σ_i 的分布函数集合。

由于在 PET－CT 核医学影像检查过程中存在诸多的不确定因素，因此在给出问题的优化模型前，首先做出几点假设说明。假设显影剂的订货周期为一周，并且假设患者每天的显影剂需求为相互对立的随机变量；在 PET－CT 的实际检查过程中，显影剂的可用量是影响患者接受检查最主要的因素，并且绝大多数情况下只要显影剂充足，患者都可以进行检查，因此在建模时不考虑可用检查时间对于订货量的影响；此外，虽然 PET－CT 设备的日常维护成本很高，但是在本章的模型中不考虑设备的空闲成本，原因在于不管 PET－CT 设备是否运行，其维护成本都会产生，当模型中的收益为除去维护成本的纯收益时，PET－CT 设备的使用成本加上空闲成本等于设备的维护成本，而设备的维护成本仅与时间有关，不会对显影剂的订货量造成任何影响。

7.4　模型的建立与分析

根据上文对于 PET – CT 医疗影像诊断过程的说明可知，对于医院来说，影响其每日收益的因素包括当天可用显影剂量、患者人数和可用检查时间；而对于患者来说，是否能够接受检查同样受到显影剂可用量、患者人数和可用检查时间的影响。具有放射性显影剂存量很大程度上决定了诊断设备的使用效率，进一步影响了医院的收益，同时对于患者来说，尽快接受检查也有利于患者的身体健康。因此，模型以显影剂订货量为决策变量，以最大化医院收益和患者收益为优化目标，并且假设患者接受检查会产生一个需求满足收益，未能接受检查会产生缺货惩罚。

注意到本章的优化目标涉及实际检查的患者人数和到达但未能检查的患者人数两个变量，正如上文所描述，这两个变量都受到显影剂存量、患者需求数的影响。对于显影剂的可用量 q_i 来说，当天患者的显影剂总用量不能超过 q_i，患者的显影剂注射剂量由身高、体重等因素决定，一般来说正常成人的剂量为 0.1 ~ 0.2 mCi/kg，为简化问题，我们假设患者的平均注射剂量为 a，则由显影剂可用量确定的患者人数为$\frac{q_i}{a}$。通过上述假设可知，第 i 天实际检查的期望患者人数可以表示为：

$$E_{P_i}\left[\min\left(\tilde{d}_i,\frac{q_i}{a}\right)\right] \tag{7.1}$$

同理，第 i 天到达但未接受检查的患者人数可以表示为：

$$E_{P_i}\left[\min\left(\tilde{d}_i-\frac{q_i}{a},0\right)\right] \tag{7.2}$$

从而优化模型可以表示为：

$$\max_Q \min_{P_i\in F_i}\sum_{i=1}^{n} rE_{P_i}\left[\min\left(\tilde{d}_i,\frac{q_i}{a}\right)\right]-sE_{P_i}\left[\min\left(\tilde{d}_i-\frac{q_i}{a},0\right)\right]-cq_i \tag{7.3}$$

由上文中对于放射性医疗显影剂的分析可知，Q 与 q_i 的关系可以表示如下：

$$
\begin{aligned}
q_i &= Q \cdot \left(\frac{1}{2}\right)^{\frac{24(i-1)}{65.94}} - Q \cdot \left(\frac{1}{2}\right)^{\frac{24i}{65.94}} \\
&= Q \cdot \left(\frac{1}{2}\right)^{\frac{24(i-1)}{65.94}} \left(1 - \left(\frac{1}{2}\right)^{\frac{24}{65.94}}\right) \\
&= 0.223Q(0.777)^{i-1}
\end{aligned}
$$

从而分布式鲁棒优化问题可以进一步表示为：

$$
\max_Q \min_{P_i \in F_i} \sum_{i=1}^{n} rE_{P_i}\left[\min\left(\tilde{d}_i, \frac{0.223Q\ (0.777)^{i-1}}{a}\right)\right]
$$

$$
- sE_{P_i}\left[\min\left(\tilde{d}_i - \frac{0.223Q(0.777)^{i-1}}{a}, 0\right)\right] - c0.223Q(0.777)^{i-1} \quad (7.4)
$$

对于分布式鲁棒优化问题（7.4），当订货周期 $n=1$ 时，问题变成一个标准的含有缺货惩罚的分布式鲁棒优化报童问题，问题可简单表示成：

$$
\max_q \{\min_{P \in F} rE_P[\min(\tilde{d}, q)] - sE_P[\min(\tilde{d} - q, 0)] - cq\} \quad (7.5)
$$

由于式（7.5）中的期望部分是针对变量 $\tilde{d}$ 的，从而 $E_P[\min(\tilde{d} - q, 0)]$ 可变形为：

$$
\begin{aligned}
E_P[\min(\tilde{d} - q, 0)] &= E_P[\min(\tilde{d} - q, 0) + q - q] \\
&= E_P[\min(\tilde{d} - q, 0) + q] - q \\
&= E_P[\min(\tilde{d}, q)] - q
\end{aligned}
$$

将 $E_P[\min(\tilde{d} - q, 0)] = E_P[\min(\tilde{d}, q)] - q$ 带回到式（7.5）可得：

$$
\begin{aligned}
&\max_Q \{\min_{p \in F} rE_P[\min(\tilde{d}, q)] - sE_P[\min(\tilde{d} - q, 0)] - cq\} \\
&= \max_Q \{\min_{p \in F} rE_P[\min(\tilde{d}, q)] - s\{E_P[\min(\tilde{d}, q)] - q\} - cq\} \\
&= \max_Q \{\min_{P \in F} (r - s)E_P[\min(\tilde{d}, q)] - (c - s)q\}
\end{aligned}
$$

从而对于存在缺货惩罚的报童模型，其等价于经典的报童模型，其中单位产品收益由 r 变成 $r-s$，产品单位成本由 c 变成 $c-s$。

报童问题是运作管理最基本也是被研究最多的问题之一，并且许多文献在已知顾客需求的部分矩信息条件下研究报童问题。最早的研究为 Scarf（1958）在假设已知需求分布的期望 μ 和方差 σ^2 的条件下通过求解最大化最坏情况下目标函数给出[106]，并且 Scarf（1958）通过证明给出了最优订货量的具体表达式，表达式如下：

$$q^* = \begin{cases} 0, & \text{if } \dfrac{c}{p} > \dfrac{\mu^2}{\mu^2+\sigma^2} \\ \mu + \dfrac{\sigma}{2}\dfrac{r-2c}{\sqrt{c(r-c)}}, & \text{if } \dfrac{c}{p} < \dfrac{\mu^2}{\mu^2+\sigma^2} \end{cases}$$

此后，许多相关的研究逐渐展开，如 Ben－Tal 和 Hochman（1976）在已知需求分布的均值 μ 以及平均绝对偏差 σ 的情况下证明出最优订货量为[201]：

$$q^* = \begin{cases} 0, & \text{if } \dfrac{c}{p} > \dfrac{2\mu-\sigma}{2\mu} \\ \mu, & \text{if } \dfrac{c}{p} < \dfrac{2\mu-\sigma}{2\mu} \end{cases}$$

Perakis 和 Roels（2008）针对已知部分信息的报童问题，提出了基于最小化最大后悔值方法的求解思路，在已知需求变量部分信息条件下，以未作决策产生的机会损失为目标，通过求解 min－max 问题，作者得出了不同矩信息条件下的报童问题最优解。其中当已知需求均值 μ 并且需求分布对称时，报童的最优订货量为[202]：

$$q^* = \begin{cases} 0, & \text{if } \dfrac{c}{p} > \dfrac{1}{2} \\ 2\mu, & \text{if } \dfrac{c}{p} < \dfrac{1}{2} \end{cases}$$

以上文献在已知需求变量的部分矩信息条件下研究了报童问题，基于这些文献，本章将对已知需求均值和方差的显影剂订货问题进行研究。对于本章的问题模型（7.4），根据以上分析可化简为：

$$\max_Q \min_{P_i \in F_i} \sum_{i=1}^{n} (r-s) E_P\left[\min\left(\tilde{d}, \frac{0.223Q(0.777)^{i-1}}{a}\right)\right] - (c-s)0.223Q(0.777)^{i-1} \tag{7.6}$$

由于最小值函数 min 具有如下等价形式：

$$\begin{aligned} \min(d,q) &= \frac{d+q-|d-q|}{2} = d - \frac{d-q+|d-q|}{2} \\ &= d - \max(d-q,0) = d-(d-q)^+ \end{aligned}$$

令 $O_i=0.223Q(0.777)^{i-1}$，从而分布式鲁棒优化模型（7.6）等价于：

$$\begin{aligned}&\max_Q \min_{P_i\in F_i}\sum_{i=1}^{n}(r-s)E_P\left[\left(\tilde{d}-\frac{O_i}{a}\right)^+\right]-(c-s)O_i\\&=\max_Q \min_{P_i\in F_i}\sum_{i=1}^{n}(r-s)\left[\mu_i-E_{P_i}\left(\tilde{d}_i-\frac{O_i}{a}\right)^+\right]-(c-s)O_i\end{aligned}\tag{7.7}$$

在求解模型（7.7）之前，首先给出如下引理。

引理 7.1 对于任意的分布函数 $P\in F$，P 的随机变量 $\tilde{d}$ 的期望为 μ，方差为 σ^2，不等式

$$E_P[\tilde{d}-q]^+\leqslant\frac{(\sigma^2+(q-\mu)^2)^{1/2}-(q-\mu)}{2}$$

恒成立，并且式子中的期望上界为紧约束。

证明：首先证明不等式恒成立。由于取正值函数$(\tilde{d}-q)^+$可以等价表示为：

$$(\tilde{d}-q)^+=\frac{|\tilde{d}-q|+(\tilde{d}-q)}{2}$$

从而期望函数 $E_p[\tilde{d}-q]^+$可表示为：

$$E(\tilde{d}-q)^+=\frac{E|\tilde{d}-q|+E(\tilde{d}-q)}{2}$$

对于期望函数 $E|\tilde{d}-q|$，由 Cauchy－Schwarz 不等式可得：

$$E|\tilde{d}-q|\leqslant[E(\tilde{d}-q)^2]^{1/2}$$

对于 $E(\tilde{d}-q)^2$，由于 $E(\tilde{d}-q)=\mu-q$ 以及 $\mathrm{Var}(\tilde{d}-q)=\mathrm{Var}(\tilde{d})=\sigma^2$，从而可得：

$$E(\tilde{d}-q)^2=[E(\tilde{d}-q)]^2+\mathrm{Var}(\tilde{d}-q)=(\mu-q)^2+\sigma^2$$

即得不等式

$$\begin{aligned}E(\tilde{d}-q)^+&=\frac{E|\tilde{d}-q|+E(\tilde{d}-q)}{2}\leqslant\frac{[E(\tilde{d}-q)^2]^{1/2}+E(\tilde{d}-q)}{2}\\&=\frac{(\sigma^2+(q-\mu)^2)^{1/2}-(q-\mu)}{2}\end{aligned}$$

恒成立。

下面证明期望约束上界是紧的，即存在某一 P 使得

$$E_P[\tilde{d}-q]^+=\frac{(\sigma^2+(q-\mu)^2)^{1/2}-(q-\mu)}{2}$$

假设存在一个两点分布函数 P^*，其中在点 $\mu-\sigma\left[\frac{1-\beta}{\beta}\right]^{1/2}$ 的取值概率为 β，概率 β 具有如下形式：

$$\beta=\frac{[\sigma^2+(q-\mu)^2]^{1/2}+(q-\mu)}{2}[\sigma^2+(q-\mu)^2]^{1/2}$$

从而点 $\mu-\sigma\left[\frac{1-\beta}{\beta}\right]^{1/2}$ 的取值为：

$$\begin{aligned}\mu-\sigma\left[\frac{1-\beta}{\beta}\right]^{1/2}&=\mu-\sigma\left[\frac{\dfrac{[\sigma^2+(q-\mu)^2]^{1/2}-(q-\mu)}{2[\sigma^2+(q-\mu)^2]^{1/2}}}{\dfrac{[\sigma^2+(q-\mu)^2]^{1/2}+(q-\mu)}{2[\sigma^2+(q-\mu)^2]^{1/2}}}\right]^{1/2}\\&=\mu-\sigma\left[\frac{[\sigma^2+(q-\mu)^2]^{1/2}-(q-\mu)}{[\sigma^2+(q-\mu)^2]^{1/2}+(q-\mu)}\right]^{1/2}\\&=\mu-\frac{\sigma^2}{[\sigma^2+(q-\mu)^2]^{1/2}+(q-\mu)}\\&=\mu-\frac{\sigma^2([\sigma^2+(q-\mu)^2]^{1/2}-(q-\mu))}{\sigma^2}\\&=q-[\sigma^2+(q-\mu)^2]^{1/2}\end{aligned}$$

两点分布在另一点 $\mu+\sigma\left[\frac{1-\beta}{\beta}\right]^{1/2}$ 的取值概率为 $1-\beta$，同理点 $\mu+\sigma\left[\frac{1-\beta}{\beta}\right]^{1/2}$ 的值为：

$$\begin{aligned}\mu+\sigma\left[\frac{1-\beta}{\beta}\right]^{1/2}&=\mu+\sigma\left[\frac{[\sigma^2+(q-\mu)^2]^{1/2}-(q-\mu)}{[\sigma^2+(q-\mu)^2]^{1/2}+(q-\mu)}\right]^{1/2}\\&=\mu+\frac{\sigma^2}{[\sigma^2+(q-\mu)^2]^{1/2}+(q-\mu)}\\&=q+[\sigma^2+(q-\mu)^2]^{1/2}\end{aligned}$$

从而当分布函数为两点分布 P^* 时，期望函数 $E_P^*[\tilde{d}-q]$ 的值为：

$$
\begin{aligned}
E_P^*[\tilde{d}-q]^+ &= \beta\left(\mu-\sigma\left[\frac{1-\beta}{\beta}\right]^{1/2}-q\right)^+ + (1-\beta)\left(\mu+\sigma\left[\frac{1-\beta}{\beta}\right]^{1/2}-q\right)^+ \\
&= \beta(-[\sigma^2+(q-\mu)^2]^{1/2})^+ + (1-\beta)([\sigma^2+(q-\mu)^2]^{1/2})^+ \\
&= (1-\beta)[\sigma^2+(q-\mu)^2]^{1/2} \\
&= \left(1-\frac{[\sigma^2+(q-\mu)^2]^{1/2}+(q-\mu)}{2[\sigma^2+(q-\mu)^2]^{1/2}}\right)[\sigma^2+(q-\mu)^2]^{1/2} \\
&= \frac{[\sigma^2+(q-\mu)^2]^{1/2}-(q-\mu)}{2[\sigma^2+(q-\mu)^2]^{1/2}}
\end{aligned}
$$

从而存在两点分布 P^* 使式（7.8）的约束上界是紧的。

由引理 7.1 可知，分布式鲁棒优化问题（7.7）的内层最小化问题的取值紧下界为：

$$
\sum_{i=1}^{n}(r-s)\left[\mu_i-\frac{\left(\sigma_i^2+\left(\frac{O_i}{a}-\mu_i\right)^2\right)^{1/2}-\left(\frac{O_i}{a}-\mu_i\right)}{2}\right]-(c-s)O_i \tag{7.8}
$$

因此在已知患者每日就诊人数期望和方差的情况下，显影剂库存订货的分布式鲁棒优化模型（7.7）具有如下等价形式：

$$
\max_O \sum_{i=1}^{n}(r-s)\left[\mu_i-\frac{\left(\sigma_i^2+\left(\frac{O_i}{a}-\mu_i\right)^2\right)^{1/2}-\left(\frac{O_i}{a}-\mu_i\right)}{2}\right]-(c-s)O_i
$$

对上式变形，可得：

$$
\begin{aligned}
&\max_O \sum_{i=1}^{n}(r-s)\left[\mu_i-\frac{\left(\sigma_i^2+\left(\frac{O_i}{a}-\mu_i\right)^2\right)^{1/2}-\left(\frac{O_i}{a}-\mu_i\right)}{2}\right]-(c-s)O_i \\
&= \max_O \sum_{i=1}^{n}(r-s)\mu_i-(r-s)\frac{\left(\sigma_i^2+\left(\frac{O_i}{a}-\mu_i\right)^2\right)^{1/2}-\left(\frac{O_i}{a}-\mu_i\right)}{2}-(c-s)O_i \\
&= \max_O \sum_{i=1}^{n}\frac{r-s}{2}\mu_i-(r-s)\frac{\left(\sigma_i^2+\left(\frac{O_i}{a}-\mu_i\right)^2\right)^{1/2}}{2}+\frac{r-s}{2}\frac{O_i}{a}-(c-s)O_i
\end{aligned}
$$

注意到式子中 $\sum_{i=1}^{n}\frac{r-s}{2}\mu_i$ 部分为常数，对于求解优化问题的最优解没有影响，因此从模型中去除该部分后问题可进一步化简为：

$$\max_O \sum_{i=1}^{n}\left(\frac{r-s}{2a}-c+s\right)O_i-(r-s)\frac{\left(\sigma_i^2+\left(\frac{O_i}{a}-\mu_i\right)^2\right)^{1/2}}{2} \tag{7.9}$$

对于模型（7.9），通过引入变量 $\tau_i, i=1,2,\cdots,n$，可进一步转化为：

$$\max_{O\tau}\sum_{i=1}^{n}\left(\frac{r-s}{2a}-c+s\right)O_i-\tau_i$$

$$\text{s.t.}\quad (r-s)\frac{\left(\sigma_i^2+\left(\frac{O_i}{a}-\mu_i\right)^2\right)^{1/2}}{2}\leqslant \tau_i, i=1,2,\cdots,n \tag{7.10}$$

由于$O_i=0.223(0.777)^{i-1}Q=0.777^{i-1}O_1$，从而可得：

$$\sum_{i=1}^{n}\left(\frac{r-s}{2a}-c+s\right)O_i=\left(\frac{r-s}{2a}-c+s\right)(0.777-0.777^n)Q$$

将上式带回模型（7.10）可得分布式鲁棒优化模型的最终形式：

$$\max_{O\tau}\left(\frac{r-s}{2a}-c+s\right)(0.777-0.777^n)Q-\sum_{i=1}^{n}\tau_i$$

$$\text{s.t.}\quad \left(\sigma_i^2+\left(\frac{0.223(0.777)^{i-1}Q}{a}-\mu_i\right)^2\right)^{1/2}\leqslant\frac{2}{r-s}\tau_i, i=1,2,\cdots,n \tag{7.11}$$

对于分布式鲁棒优化模型的最终形式（7.11），若令 $\boldsymbol{x}=[Q,\tau_1,\cdots,\tau_n]^{\mathrm{T}}$，并且假设

$$\boldsymbol{f}=\left[-\left(\frac{r-s}{2a}-c+s\right)(0.777-0.777^n),1,\cdots,1\right]^{\mathrm{T}}\in R^{n+1}$$

则优化目标可简化为：

$$\min_{\boldsymbol{x}}\boldsymbol{f}^{\mathrm{T}}\boldsymbol{x}$$

进一步假设

$$A_i=\begin{bmatrix}\frac{0.223(0.777)^{i-1}}{a} & 0\cdots0\\ 0 & 0\cdots0\end{bmatrix}\in R^{2\times(n+1)}$$

$$b_i=[-\mu_i,\sigma_i]^{\mathrm{T}}\in R^2$$

$$c_i=\left[0,\cdots,\frac{2}{r-s},\cdots,0\right]\in R^{n+1}$$

其中 $i=1,\cdots,n$，c_i 表示第 $i+1$ 个元素为$\frac{2}{r-s}$，其余元素均为零的 $n+1$ 维向量。通过定义上述变量，可以将优化模型（7.11）表示成标准的二阶锥优化问题：

$$\min_{\boldsymbol{x}} \boldsymbol{f}^{\mathrm{T}}\boldsymbol{x}$$
$$\text{s.t.} \quad |A_i\boldsymbol{x}+b_i|_2 \leqslant \boldsymbol{c}_i^{\mathrm{T}}\boldsymbol{x},\ i=1,2,\cdots,n$$

第 8 章　分级诊疗上转决策与收益共享机制研究

8.1　问题背景

在我国的医疗服务体系中，患者具有较大的就诊选择自由度，自由选择虽然保证了患者的就诊权力，增加了医疗服务市场的竞争，却导致了病人向三甲医院集中，造成三甲医院拥堵不堪、人满为患，社区医院门可罗雀、资源使用率不足等问题。由于缺少专业的医疗知识，患者无法准确判断自身病情，加之“就高不就低”的就诊心态，造成患者更多选择三甲医院就诊。因此，分级诊疗双向转诊需要规范患者的就诊行为，提高患者在社区医院的首诊率，减少三甲医院优质医疗资源用于病情较轻患者的不利情形。

我国的医疗服务主要由公立医院提供，政府对公立医疗服务系统设置了阶梯的报销比例，以河南省居民住院报销为例，《河南省城乡居民基本医疗保险实施办法（试行）》规定，超过住院起付标准后，社区医疗机构报销比例为 90%，市级三甲医院报销比例为 72%，省级三甲医院报销比例为 68%①。三甲医院和社区医院的医保报销差异在一定程度上影响了患者的首诊选择，但随着经济的发展，人民的生活水平不断提高，单纯的价格机制对患者首诊选择的影响越来越弱。在此背景下，许多地区开展了上转绿色通道的实践，如北京市要求三甲医院预留 30% 的门诊号源给社区医院。上转绿色通道要求三甲医院预留一定比例的医疗资源给社区医院，通常情况下，绿色通道的上转患者具有比直接就诊患者更高的服务优先级，

① https://baike.baidu.com/item/%E5%8C%BB%E4%BF%9D%E6%8A%A5%E9%94%80%E6%AF%94%E4%BE%8B/4277454?fr=aladdin

因此即使病情较重的患者直接前往社区医院，也不会因为转诊耽误治疗，同时还降低了直接前往三甲医院就诊可能出现的排队等待。绿色通道提高了患者在社区医院的就诊体验，能够吸引更多的患者首诊选择社区医院。

绿色通道虽然影响了患者的首诊选择，但能否达到规范患者就诊、提高医疗系统服务率等目标需要进一步考证。同时，医疗管理部门如何通过行政手段（绿色通道）和价格机制（医保报销差额）使医疗服务系统达到整体最优，也需要进一步研究分析。当前的绿色通道还处在实践起步阶段，由于涉及患者、社区医院、三甲医院和医疗管理部门等多个参与者，实践的有效性缺少相关的理论支持。因此，本章在绿色通道实践背景下，研究分级诊疗患者的上转博弈优化问题，以期为医疗管理部门提供理论支持和管理学建议。

考虑患者首诊时受医保报销差额和绿色通道服务能力影响，医保报销差额越大、绿色通道服务能力越强，患者选择社区医院首诊的意愿就越高。患者首诊时，根据其自身效用最大化选择医院，可被分为两类，一类患者选择三甲医院进行治疗，假设比例为 $1-\eta$，另一类选择社区医院进行治疗，比例为 η。同时，社区医院存在误诊的可能性，因而社区医院基于患者的病情严重程度决策是否收治。假设三甲医院的医疗水平较高，可以治愈所有患者[203]，并且社区医院和三甲医院均以收益最大化为目标。社区医院决策接收患者的病情阈值，即仅治疗病情严重程度低于某一阈值 k 的患者，并将病情严重程度高于 k 的患者进行上转，社区医院需要权衡治疗收益和误诊成本；三甲医院决策分配给社区医院的绿色通道服务能力比例 t，需要权衡绿色通道高收益与不能满足直接就诊患者的损失；政府以社会福利最大化为目标，决策三甲医院和社区医院的报销差额 p。采用 Stackelberg 序贯博弈模型刻画此问题，医疗管理机构（政府）首先进行价格决策，三甲医院和社区医院分别决策绿色通道服务能力和转诊阈值，最后患者基于医保报销差额和绿色通道服务能力选择医院进行治疗，事件发生顺序如图 8.1 所示。

针对上述患者上转问题，本章研究由社区医院、三甲医院和政府构成的序贯博弈，与现有研究最大的不同之处在于，本章考虑了三甲医院绿色通道对于患者就诊的影响，分析政府能够通过定价机制达到最优的分级诊疗系统上转决策，并探索相应的协调机制。

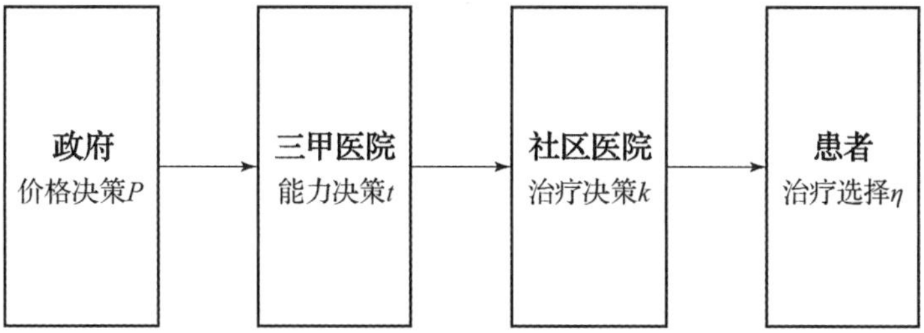

图 8.1　序贯博弈事件发生顺序

8.2　上转问题模型

考虑由一家三甲医院和一家社区医院组成分级诊疗服务系统，假设社区医院的服务能力为 C_L，三甲医院的服务能力为 C_H，此处所说的服务能力表示能够用于患者治疗的资源数，如病床数、医护人员数等。对于社区医院来说，资源闲置现象比较普遍，考虑到当前我国社区医院的资源使用率较低的现状（根据 2018 国家统计年鉴可知，全国社区医院的病床平均使用率为 54.1%），假设社区医院的就诊需求小于其服务能力，因此前来就诊的患者都能得到治疗，但受社区医院医疗服务水平有限约束，患者在社区医院就诊存在误诊的可能性。考虑到三甲医院普遍存在拥堵问题，假设三甲医院的服务能力小于患者就诊需求。同时，三甲医院医疗水平较高，不存在误诊情况。

在医疗服务实践中，患者的病情严重程度不仅影响医院的资源投入，也会对患者首诊选择造成影响。参照医疗运作管理的相关文献[17]，假设患者的病情严重程度为 $s \in [0,1]$，其中 s 越大表示病情越严重。当患者选择社区医院就诊时，社区医院会根据利润最大化设定一个治疗阈值 k，病情严重程度在 $[0,k]$ 的患者继续在社区医院接受治疗，病情严重程度在 $[k,1]$ 的患者将被转诊到三甲医院接受治疗。定义就诊患者的总人数为 N，不失一般性，令 $N=1$，并且患者的病情服从 [0,1] 上的均匀分布。

影响患者就诊选择的主要因素包括医院的医疗服务水平、就诊等待时间和服务价格等，医疗经济学的相关文献对此进行了深入的研究[204]。对于本研究而言，我们主要考察绿色通道和医保差额对于分级诊疗患者上转问题的影响，不考虑医院服务水平等其他因素。同时，本研究问题中上下级医院的决策不会对医院的服务水平等因素造成影响。一项针对双向转诊的问卷调查研究发现，居民认为由社区转诊到大医院的主要影响因素为“有绿色通道”“转诊手续烦琐”。其中上转主要促进因素为：存在绿色通道（调查居民的提及比例为77.6%）、可享受部分费用减免（提及比例为58%）、可以挂到专家号（提及比例为45.7%）。而上转阻碍因素主要为：转诊手续过于烦琐（提及比例为72.8%）、没有特别优惠（提及比例为48.3%）[205]。由此可知，在患者是否认可上转而选择社区医院问题上，绿色通道和费用差额对于患者的选择具有较大的影响。基于此，本研究假设患者在首诊选择医院时，不考虑其自身病情严重程度，而是以比例 η 选择社区医院进行治疗，以比例 $1-\eta$ 选择三甲医院进行治疗。根据上文的说明，η 是关于 t 和 p 的函数，并且具有如下性质：$\eta(t,p)$ 是分别关于 t 和 p 的增函数，同时 $\eta(t,p)$ 是关于 t 的凹函数，表示绿色通道对于患者选择社区就诊的吸引效果逐渐增强，因此 $\frac{\partial\eta(t,p)}{\partial t}>0$，$\frac{\partial^2\eta(t,p)}{\partial t^2}>0$；$\eta(t,p)$ 是关于 p 的凸函数，表示报销差额对于患者选择社区就诊的吸引效果逐渐增强，因此 $\frac{\partial\eta(t,p)}{\partial p}>0$，$\frac{\partial^2\eta(t,p)}{\partial p^2}>0$。

患者选择函数 $\eta(t,p)$ 的定义符合医疗实践情形，当存在上转绿色通道时，患者会有动力前往社区医院就诊，随着绿色通道服务能力的增加，患者社区首诊的好处增强。同时，当三甲医院和社区医院的报销差额较小时，患者对于医疗费用的敏感度较低，不会有动力前往社区医院进行首诊，引导患者首诊选择社区的效果较弱。随着报销差额的增加，医疗费用的影响效果增加，患者前往社区就诊的意愿越来越大。

注意到，t 是三甲医院的决策变量，p 是政府的决策变量，η 的形式说明三甲医院绿色通道服务能力越大，三甲医院与社区医院收费差距越大，患者选择社区医院的意愿越强，比例 η 刻画了医疗实践中患者的选择过程。根据上文对于三甲医院总服务能力 C_H 的约束说明，C_H 应满足条件 $C_H\leqslant 1-\eta(0,p)$，即当不存在绿色通道时，直接前往三甲医院治疗的患者人数大于三甲医院服务能力。

本研究考虑的分级诊疗上转患者就诊过程如图 8.2 所示，社区医院根据自身收益最大化决策转往上级三甲医院的患者比例，将病情严重程度小于 k 的患者留在社区医院进行治疗，病情严重程度大于 k 的患者被转往三甲医院。由于三甲医院的服务能力有限，直接前往三甲医院治疗的患者存在被拒诊的风险，本研究不考虑患者排队等待服务的情况，假设三甲医院资源不足时，患者会前往其他医疗机构就诊。在当前我国分级诊疗实践中，下级医院的上转患者通常具有较高的优先级，对此我们假设上转患者能够得到及时的治疗，即社区医院的上转患者数与三甲医院预留的绿色通道服务能力会达到均衡的结果。

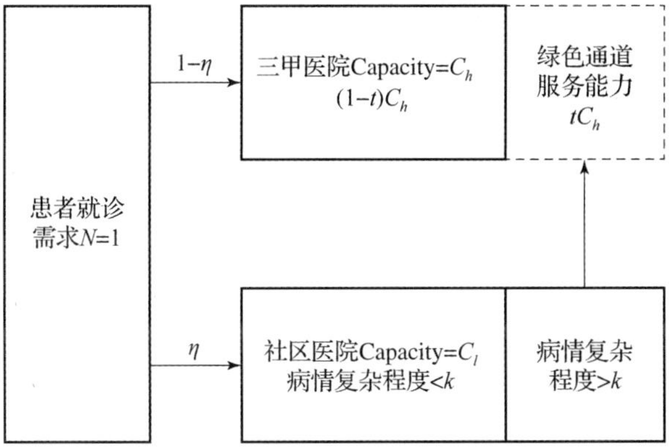

图 8.2　患者就诊和上转流程

针对分级诊疗患者上转问题，我们还做以下几点假设。首先，三甲医院会在患者入院登记时决策是否接收患者。其次，对于普通患者，三甲医院和社区医院按照“先到先服务”准则提供服务，对于上转患者，三甲医院通过预留的服务能力进行治疗，同样采用“先到先服务”原则。假设三甲医院按照供应链中常用的随机配给策略[206]对非转诊患者提供服务，即患者能够成功接收治疗的概率为三甲医院库存量除以就诊患者人数。社区医院和三甲医院以收益最大化为目标，对于公立医院的研究通常以成本最小化为目标，但与此同时，相关研究指出，公私立医疗机构在运营决策和过度医疗上几乎不存在差别[207,208]。对于本研究而言，虽然以收益最大化表示医院的决策目标，但对于三甲医院来说，治疗病情严重的患者越多，收益越大。对于社区医院而言，权衡收益与误诊成本才能取得最佳收益。

因此，医院的收益目标也反映了社会福利的最大化。

以给定患者的就诊选择 $\eta(t,p)$，下面分析三甲医院与社区医院的博弈问题，首先给出三甲医院和社区医院的优化目标。假设医院治疗患者的期望收益与患者的病情严重程度有关，不考虑三甲医院和社区医院治疗患者的成本差异，即他们治疗相同病情的患者能够获得相同的期望收益。对于病情严重程度为 s 的患者，医院的期望收益为 $r(s)$，$r(s)$ 是关于患者病情严重程度 s 的增函数，不失一般性，假设 $r(s)=rs$，其中参数 r 表示单位收益。期望收益 $r(s)$ 的表达式可以这样理解，患者的治疗需要检查、用药等过程，且病情越严重，需要的治疗服务量越多。将医疗服务单位化，每单位服务产生固定的收益，按照病情严重程度，患者需要的服务资源线性增长，因此，治疗收益也随病情严重程度线性增长。

对于社区医院来说，由于社区医院医疗水平较低，在建模中考虑社区医院的误诊成本。假设社区医院的误诊率是关于患者病情的增函数，用 $f(s)$ 表示社区医院的误诊率，则 $f'(s)>0$。当患者发生误诊时，假设社区医院的期望误诊成本为 c_f，则病情为 s 患者的期望误诊成本为 $c_f f(s)$，定义期望误诊成本表达式为 $c_f f(s)=cs^2$。基于以上模型假设，社区医院的优化目标可表示为：

$$\pi_l(k)=\eta(t,p)k\int_0^k(rs-cs^2)\mathrm{d}s=\eta(t,p)k\left(\frac{rk^2}{2}-\frac{c\,k^3}{3}\right)$$

为简化模型，令 $r=\frac{r}{2}$，$c=\frac{c}{3}$，问题可进一步化简为：

$$\pi_l(k)=\eta(t,p)(rk^3-c\,k^4) \tag{8.1}$$

其中，社区医院优化问题的约束条件为 $\eta(t,p)(1-k)\leqslant t$，表示社区医院的转诊人数不能超过三甲医院为其预留的绿色通道服务能力。为了保证模型的最优性，假设参数满足$\frac{r}{2c}<k<\frac{r}{c}$，并且 $r\leqslant c$。

三甲医院同样以收益最大化为目标，三甲医院给社区医院预留绿色通道服务能力为 t，绿色通道虽然使三甲医院放弃了直接治疗患者的部分收益，但可以从社区医院上转患者处得到补偿。同时，绿色通道服务能力较小时，无法达到规模效应，绿色通道服务能力较大时，使用不足会产生闲置浪费。基于当前三甲医院资源紧缺的现实特征，假设三甲医院的服务资

源总量为 $C_H < 1 - \eta(0,p)$，即当不存在上转绿色通道和社区转诊时，三甲医院的服务资源不能够满足全部到达患者的需求。考虑到对社区医院单位收益进行了放缩，因此假设三甲医院治疗患者的单位收益为 $2(r+p)$，并且假设直接前往三甲医院就诊的患者由于三甲医院服务能力不足而无法就诊的成本为 c_p。三甲医院的优化目标为：

$$\pi_h(t) = 2(r+p)\int_0^1 s\mathrm{d}s\min\{C_H(1-t), 1-\eta(t,p)\} - c_p(1-\eta(t,p)-C_H(1-t))^+ + 2(r+p)\int_k^1 s\mathrm{d}s \min\{C_H t, \eta(t,p)(1-k)\}$$

在 $\pi_h(t)$ 的表达式中，第一项表示三甲医院治疗直接到达患者的收益，第二项表示三甲医院拒绝直接到达患者就诊的成本，第三项表示三甲医院治疗上转患者的收益。由于社区医院上转的患者人数不能超过绿色通道的服务能力，同时三甲医院服务资源 C_H 不足，为了化简问题，进一步假设即使开通了绿色通道，更多的患者首诊选择社区医院，三甲医院治疗分配给首诊患者的服务能力也不会出现闲置，即三甲医院提供给首诊患者的服务能力小于等于患者需求。优化目标进一步化简可得：

$$\pi_h(t) = C_H(1-t)(r+p) - c_p(1-\eta(t,p)-C_H(1-t)) + (r+p)\eta(t,p)(1-k^2)(1-k) \tag{8.2}$$

政府以患者的社会福利最大化为目标。定义社会福利目标包括两部分：一是患者的就诊可及性；二是患者在社区医院的误诊成本。因此，可以成本最小化为目标，政府决策目标可表示为：

$$\pi_c(p) = c_p(1-\eta(t,p)-C_H(1-t)) + \eta(t,p)\frac{c\,k^4}{3} \tag{8.3}$$

8.3　上转问题博弈分析

针对上述分级诊疗上转问题，我们采用 Stackelberg 主从博弈模型进行分析。在当前中国的医疗服务系统中，三甲等大医院具有更大的服务主导权，社区等小医院受三甲医院决策的影响更大，为此，假设三甲医院为博弈的领导者，社区医院为追随者。首先，三甲医院根据收益最大化目标决策绿色通道服务能力 t；然后，社区医院决策最优的转诊阈值 k；最后，患者决策首诊医院。采用逆推法，给定患者选择情况下，首先分析社区医院的最优策略。

当前，三甲医院对于提供上转绿色通道的实践持保守态度，如北京市医管局通过行政手段要求市属三甲医院预留 30% 的绿色通道。同时，受医保政策、就诊传统以及医院收益等因素的影响，绿色通道服务能力所占比例无法达到很高水平，因此，我们假设 t 的取值范围为（0，$\bar{t}$），$\bar{t}<1$ 表示绿色通道比例上界，并且不会出现患者全部选择三甲医院或社区医院的情形。假设绿色通道和报销差额对患者选择社区医院有叠加的促进效果，$\eta(t,p)=\gamma(t^{\alpha}+p^{\beta})$，$\gamma$ 为保证 $\eta(t,p)$ 取值在（0，1）之间的常值参数，并且根据上文说明，$\alpha>1$，$\beta>1$。下面，我们将在以上参数假设条件下分析分级诊疗上转问题。

（1）社区医院的最优决策。

给定三甲医院绿色通道服务能力 t，假设社区医院总的上转患者数不能超过 t，即社区医院优化问题为：

$$\max_{k}\pi_{l}(k)=\eta(t,p)(rk^{3}-ck^{4})$$
$$\text{s. t.}\quad \eta(t,p)(1-k)\leqslant t$$

社区医院最优策略如引理 8.1 所示。

引理 8.1：给定三甲医院的决策 t，当参数满足 $1-\dfrac{t}{\gamma(t^{\alpha}+p^{\beta})}>\dfrac{3r}{4c}$ 时，社区医院最优决策 $k^{*}=1-\dfrac{t}{\gamma(t^{\alpha}+p^{\beta})}$；当 $1-\dfrac{t}{\gamma(t^{\alpha}+p^{\beta})}<\dfrac{3r}{4c}$ 时，社区医院最优决策 $k^{*}=\dfrac{3r}{4c}$。

证明：对于给定的三甲医院绿色通道服务能力决策 t，社区医院目标函数关于服务阈值 k 的一阶、二阶导数分别为：

$$\frac{\partial\pi_{l}(k)}{\partial k}=\gamma(t^{\alpha}+p^{\beta})(3rk^{2}-4ck^{3})$$

$$\frac{\partial^{2}\pi_{l}(k)}{\partial k^{2}}=\gamma(t^{\alpha}+p^{\beta})(6rk-12c\,k^{2})$$

由于参数 k 满足 $\dfrac{r}{2c}<k<\dfrac{r}{c}$ 时，因此 $\dfrac{\partial^{2}\pi_{l}(k)}{\partial k^{2}}<0$，此时，$\pi_{l}(k)$ 是关于 k 的

凹函数，目标函数最大值在 $k=\frac{3r}{4c}$ 处取得。社区医院优化问题约束条件可转化为 $1-\frac{t}{\gamma(t^{\alpha}+p^{\beta})}\leqslant k$，因此，社区医院的最优决策为：当 $1-\frac{t}{\gamma(t^{\alpha}+p^{\beta})}>\frac{3r}{4c}$ 时，$k^{*}=1-\frac{t}{\gamma(t^{\alpha}+p^{\beta})}$；当 $1-\frac{t}{\gamma(t^{\alpha}+p^{\beta})}<\frac{3r}{4c}$ 时，$k^{*}=\frac{3r}{4c}$。

由引理 8.1 可知，当三甲医院预留的绿色通道服务能力较大时，约束条件为松约束，社区医院能够完成目标最优的转诊人数。当三甲医院预留的绿色通道服务能力较小时，约束为紧约束，社区医院只能根据三甲医院的决策制定转诊策略。

（2）三甲医院的最优策略。

上文对于社区医院上转人数进行了约束，即上转患者总数不能超过三甲医院绿色通道服务能力。因此，三甲医院优化问题为：

$$\max_{t}\pi_{h}(t)=(r+p)(C_{H}-C_{H}t)-c_{p}(1-\gamma(t^{\alpha}+p^{\beta})-C_{H}+C_{H}t)$$
$$+(r+p)\gamma(t^{\alpha}+p^{\beta})(1-k^{2})(1-k)$$

给定社区医院决策 k，可知：

$$\frac{\partial\pi_{h}(t)}{\partial t}=\gamma c_{p}(\alpha t^{\alpha-1}-1)+\gamma(\alpha t^{\alpha-1}(1-k^{2})(1-k)-1)(r+p)$$

$$\frac{\partial^{2}\pi_{h}(t)}{\partial t^{2}}=\gamma c_{p}\alpha(\alpha-1)t^{\alpha-2}+\gamma\alpha(\alpha-1)t^{\alpha-2}(r+p)(1-k^{2})(1-k)>0$$

因此，三甲医院收益 $\pi_{h}(t)$ 是关于 t 的凸函数，最优值在 t 的值域端点取得，并且 $\frac{\partial\pi_{h}(t)}{\partial t}<0$，$\pi_{h}(t)$ 单调递减。由此，可得下述引理。

引理 8.2：当参数满足 $1-\frac{t}{\gamma(t^{\alpha}+p^{\beta})}>\frac{3r}{4c}$ 时，社区医院最优决策 $k^{*}=1$，三甲医院最优的绿色通道服务能力为 $t^{*}=0$。当 $1-\frac{t}{\gamma(t^{\alpha}+p^{\beta})}<\frac{3r}{4c}$ 时，社区医院最优决策 $k^{*}=\frac{3r}{4c}$，三甲医院最优的绿色通道服务能力为 t^{*} 满足：$1-\frac{t^{*}}{\gamma(t^{*\alpha}+p^{\beta})}=\frac{3r}{4c}$。

证明：由于 $1-\frac{t}{\gamma(t^{\alpha}+p^{\beta})}$ 关于 t 单调递减，结合引理 8.1，当 $1-$

$\frac{t}{\gamma(t^{\alpha}+p^{\beta})}>\frac{3r}{4c}$时，由于$\pi_h(t)$是关于 t 单调递减，因此t^*取最小值点$t^*=0$，社区医院最优决策为$k^*=1$。当$1-\frac{t}{\gamma(t^{\alpha}+p^{\beta})}<\frac{3r}{4c}$时，同样由于$\pi_h(t)$关于 t 单调递减，因此，t^*满足$1-\frac{t^*}{\gamma(t^{*\alpha}+p^{\beta})}=\frac{3r}{4c}$。

引理 8.2 说明，虽然三甲医院能够通过从社区医院接收病情较重患者获得高收益，但是仍不足以弥补由于绿色通道而拒绝直接就诊患者所带来的那部分收益。该结果从一定程度上反映了当前三甲医院有动力更多接诊患者的原因，并且对于三甲医院来说，即使存在患者等待、延迟成本 c_p，其仍愿意将服务资源更多地保留下来，而不愿意预留给社区医院接诊病重患者。

(3) 政府决策模型。

根据上文所述，政府以患者社会福利最大化为目标，政府决策问题可表示为：

$$\min_{p}\pi_c(p)=c_p(1-\gamma(t^{\alpha}+p^{\beta})-C_H+tC_H)+\gamma(t^{\alpha}+p^{\beta})\frac{c\,k^4}{3}$$

从引理 8.2 可知，当$1-\frac{t}{\gamma(t^{\alpha}+p^{\beta})}>\frac{3r}{4c}$时，社区医院最优决策$k^*=1$，三甲医院最优的绿色通道服务能力为$t^*=0$。此时，政府决策目标为：

$$\min_{p}\pi_c(p)=c_p(1-\gamma p^{\beta}-C_H)+\frac{c}{3}p^{\beta} \tag{8.4}$$

并且

$$\frac{\partial\pi_c(p)}{\partial p}=\left(\frac{c}{3}-c_p\right)\gamma\beta p^{\beta-1}$$

注意到，c 为患者在社区医院的误诊成本，同时政府决策目标π_c中，患者的就诊可及性参数为 1，因此，可假设 $c<3c_p$，此时$\frac{\partial\pi_c(p)}{\partial p}<0$，政府决策目标关于 p 单调递减，即政府应将三甲医院和社区医院的医疗补贴差距尽量拉大。

当$1-\frac{t}{\gamma(t^{\alpha}+p^{\beta})}<\frac{3r}{4c}$时，社区医院最优决策$k^*=\frac{3r}{4c}$，三甲医院最优的绿色通道服务能力为$t^*$满足：$1-\frac{t^*}{\gamma(t^{*\alpha}+p^{\beta})}=\frac{3r}{4c}$，此时政府决策目标为：

$$\min_{p}\pi_c(p) = c_p(1-\gamma(t^\alpha+p^\beta)-C_H+tC_H)+\gamma(t^\alpha+p^\beta)\frac{c}{3}\left(\frac{3r}{4c}\right)^4 \tag{8.5}$$

$$\frac{\partial\pi_c(p)}{\partial p} = -t\frac{\partial t}{\partial p}+\left(\alpha t^{\alpha-1}\gamma\frac{\partial t}{\partial p}+\beta\gamma p^{\beta-1}\right)\left(\frac{c}{3}\left(\frac{3r}{4c}\right)^4-c_p\right)$$

令 $H(p,t)=(4c-3r)\gamma(t^\alpha+p^\beta)-4ct$

$$\frac{\partial t}{\partial p} = -\frac{\alpha t^{\alpha-1}(4c-3r)-4c}{\beta p^{\beta-1}(4c-3r)}>0$$

因此，$\frac{\partial\pi_c(p)}{\partial p}<0$，$\pi_c(p)$关于 p 单调递减，政府最优决策p^*满足 $1-\frac{t^*}{\gamma(t^{*\alpha}+p^{*\beta})}=\frac{3r}{4c}$。基于以上分析，政府的最优决策由定理 8.1 说明。

定理 8.1　政府应制定的社区医院与三甲医院收费差额 p 满足 $1-\frac{t}{\gamma(t^\alpha+p^\beta)}<\frac{3r}{4c}$时，社区医院和三甲医院的均衡决策结果为：$k^*=\frac{3r}{4c}$，$1-\frac{t^*}{\gamma(t^{*\alpha}+p^{*\beta})}=\frac{3r}{4c}$；否则，三甲医院不会提供上转绿色通道，政府必须设定较大的 p，引导患者选择社区医院。

定理 8.1 说明，在分级诊疗上转博弈中，三甲医院没有动力提供上转绿色通道，并且政府的价格手段受到较大的约束，很难发挥作用。本章对分级诊疗患者上转问题进行了研究，考虑患者在初次就诊时的选择行为受三甲医院绿色通道服务能力和医保报销差额影响，分析了社区医院和三甲医院的均衡决策结果。进一步，研究了政府的定价决策。研究发现，三甲医院没有动力为社区医院提供绿色通道服务能力，政府的价格机制对于协调分诊系统上转问题的效果有限。此外，本部分研究还需进一步完善。首先，当前考虑的政府决策目标为保证患者就诊可及性和降低误诊成本，后续将从患者整体服务收益最大化角度进一步分析分诊系统整体决策和分散决策的差异，以及政府能否通过定价机制完成分诊系统的整体最优。最后，探索政府的惩罚、补贴等机制对于协调分级诊疗上转问题的有效性。

参考文献

[1] COADY D, CLEMENTS M B J, GUPTA M S. The economics of public health care reform in advanced and emerging economies [R]. International Monetary Fund, 2012.

[2] MAIER - RIGAUD F P. Competition in hospital services - the policy dimension [J]. Organisation for Economic Co - operation and Development Working Party, 2012 (2).

[3] ANDRITSOS D A, TANG C S. Introducing competition in healthcare services: the role of private care and increased patient mobility [J]. European Journal of Operational Research, 2014, 234 (3): 898 -909.

[4] 吴玉韶. 中国老龄事业发展报告 [M]. 北京: 社会科学文献出版社, 2013.

[5] 国家统计局. 中华人民共和国 2014 年国民经济和社会发展统计公报 [M]. 北京: 中国统计出版社, 2015.

[6] 中国保险行业协会. 2015 中国职工养老储备指数大中城市报告 [C]. 2015.

[7] 陈竺. 辩证看待“看病难看病贵”[N]. 人民日报, 2011, 2 (24): 17.

[8] 国家卫生和计划生育委员会. 2013 中国卫生和计划生育统计年鉴 [M]. 北京: 中国协和医科大学出版社, 2013.

[9] 国家统计局. 中国统计年鉴 2020 [M]. 北京: 中国统计出版社, 2020.

[10] 吴苹, 蒋筱睿. 中国医疗服务行业冲浪蓝海 [R]. 德勤, 2015.

[11] VINING A R, BOARDMAN A E. Public - private partnerships in Canada: theory and evidence [J]. Canadian Public Administration, 2008, 51 (1): 9 -44.

[12] ALUTTIS C A, CHIOTAN C, MICHELSEN M, et al. 927925023X [R]: Publications Office of the European Union, 2013.

[13] 刘利群. 推进家庭医生签约服务加强分级诊疗制度建设 [J]. 中国全科医学, 2018, 21 (1): 1-4.

[14] 赵红艳, 隋霞, 梁铭会, 等. 关于开展分级诊疗试点工作的实践和探索 [J]. 中国医院, 2016, 20 (1): 23-25.

[15] 罗利, 石应康. 医疗服务资源调度优化理论、方法及应用 [M]. 北京: 科学出版社, 2014.

[16] GUPTA S. America's 9 biggest health issues [R]. 2015.

[17] SHUMSKY R A, PINKER E J. Gatekeepers and referrals in services [J]. Management Science, 2003, 49 (7): 839-856.

[18] ANDRITSOS D A, TANG C S. The impact of cross-border patient movement on the delivery of healthcare services [J]. International Journal of Production Economics, 2013, 145 (2): 702-712.

[19] LEE H H, PINKER E J, SHUMSKY R A. Outsourcing a two-level service process [J]. Management Science, 2012, 58 (8): 1569-1584.

[20] LIU N. Appointment scheduling in health care [D]. University of North Carolina at Chapel Hill, 2009.

[21] CARDOEN B, DEMEULEMEESTER E, BELIëN J. Operating room planning and scheduling: a literature review [J]. European Journal of Operational Research, 2010, 201 (3): 921-932.

[22] GüNAL M M, PIDD M. Discrete event simulation for performance modelling in health care: a review of the literature [J]. Journal of Simulation, 2010, 4 (1): 42-51.

[23] BRAILSFORD S, VISSERS J. Operation in healthcare: a european perspective [J]. European Journal of Operational Research, 2011, 212 (2): 223-234.

[24] RAIS A, VIANA A. Operations research in healthcare: a survey [J]. International Transactions in Operational Research, 2011, 18 (1): 1-31.

[25] 杜少甫，谢金贵，刘作仪．医疗运作管理：新兴研究热点及其进展 [J]．管理科学学报，2013，16（8）：1－19.
[26] 苏强．医疗服务管理工程 [M]．北京：科学出版社，2014.
[27] 闫勇，侯生才，仇纯荣，等．深入研究预约挂号的服务要素切实提高门诊医疗服务水平 [J]．中国医院，2011，15（4）：7－9.
[28] HEYMAN D P，SOBEL M J. Stochastic models in operations research：stochastic optimization [M]．Courier Corporation，2003.
[29] KALI P，WALLACE S W. Stochastic programming [M]．Wiley Press，1994.
[30] GABREL V，MURAT C C，THIELE A L. Recent advances in robust optimization：an overview [J]．European Journal of Operational Research，2014，235（3）：471－483.
[31] 王雪云，姚峥嵘，田侃．基于供给侧视角的我国分级诊疗相关问题思考 [J]．中国医院管理，2017，37（03）：21－23.
[32] 朱小凤，李道丕，刘中华，等．分级诊疗制度下患者就医意向的影响因素研究 [J]．中国医院，2017，21（01）：34－37.
[33] 陈航．医疗供给侧改革——分级诊疗的合作模式选择研究 [M]．北京：化工工业出版社，2017.
[34] 程苏华，杨照，孙玮．北京某医联体医患双方对分级诊疗模式认知的调查研究 [J]．医院管理论坛，2017，34（03）：19－22.
[35] 杨立成，鲍琳辉，田义娟，等．医联体模式下构建双向转诊机制的探讨 [J]．中国医院，2015，19（07）：33－35.
[36] 姬莉．新医改背景下分级诊疗制度探讨 [J]．中国卫生产业，2017，14（31）：149－150.
[37] 江一峰，万文，段茗玉，等．上海市松江区分级诊疗问题分析和政策建议 [J]．中国卫生质量管理，2017，24（1）：81－83.
[38] SMITH－DANIELS V L，SCHWEIKHART S B，SMITH－DANIELS D E. Capacity management in health care services：review and future research directions [J]．Decision Sciences，1988，19（4）：889－919.
[39] FRIES B E. Bibliography of operations research in health care systems：an update [J]．Operations Research，1979，27（2）：408－419.

[40] JACK E P, POWERS T L. A review and synthesis of demand management, capacity management and performance in health care services [J]. International Journal of Management Reviews, 2009, 11 (2): 149 - 174.

[41] GUPTA D, DENTON B. Appointment scheduling in health care: challenges and opportunities [J]. IIE Transactions, 2008, 40 (9): 800 - 819.

[42] CAYIRLI TUGBA, VERAL EMRE. Outpatient scheduling in health care: a review of literature [J]. Production and Operations Management, 2003, 12 (4): 519 - 549.

[43] MONDSCHEIN SUSANAV, WEINTRAUB GABRIELY. Appointment policies in service operations: a critical analysis of the economic framework [J]. Production and Operations Management, 2003, 12 (2): 266 - 286.

[44] CARDOEN B, DEMEULEMEESTER E, BELIEN J. Operating room planning and scheduling: a literature review [J]. European Journal of Operational Research, 2010, 201 (3): 921 - 932.

[45] HOPP W J, LOVEJOY W S. Hospital operations: principles of high efficiency health care [M]. FT Press, 2012.

[46] DENTON B T. Handbook of health care operations management: methods and applications [M]. Springer New York, 2013.

[47] HALL R. Patient flow: reducing delay in healthcare delivery [M]. Springer Science & Business Media, 2013.

[48] ZARIC G S. Operations research and health care policy [M]. Springer, 2013.

[49] PARDALOS P M, ROMEIJN H E. Handbook of optimization in medicine [M]. Springer Science & Business Media, 2009.

[50] BAILEY N T J. A study of queues and appointment systems in hospital out patient departments, with special reference to waiting - times [J]. Journal of the Royal Statistical Society Series B (Methodological), 1952, 14 (2): 185 - 199.

[51] WELCH J D, BAILEY N J. Appointment systems in hospital outpatient

departments [J]. The Lancet, 1952, 259 (6718): 1105 - 1108.

[52] MURRAY M M, TANTAU C. Same - day appointments: exploding the access paradigm [J]. Family Practice Management, 2000, 7 (8): 45 - 50.

[53] HO C J, LAU H S. Minimizing total cost in scheduling outpatient appointments [J]. Management Science, 1992, 38 (12): 1750 - 1764.

[54] LAGANGA L R, LAWRENCE S R. Clinic overbooking to improve patient access and increase provider productivity [J]. Decision Sciences, 2007, 38 (2).

[55] JIANG R, SHEN S, ZHANG Y. Distributionally robust appointment scheduling with random no - shows and service durations [J]. Available at SSRN 2653622, 2015.

[56] KONG Q, LI S, LIU N, et al. Appointment scheduling under schedule - dependent patient no - show behavior [R]. 2015.

[57] CAYIRLI T, YANG K K, QUEK S A. A universal appointment rule in the presence of no - shows and walk - ins [J]. Production and Operations Management, 2012, 21 (4): 682 - 697.

[58] TUGBA CAYIRLI K K Y. A universal appointment rule with patient classification for service times, no - shows, and walk - ins [J]. Service Science, 2014, 6 (4): 274 - 295.

[59] CHEN R R, ROBINSON L W. Sequencing and scheduling appointments with potential call - Inpatients [J]. Production and Operations Management, 2014, 23 (9).

[60] BLANCO M J, WHITE M C P. Appointment systems in outpatients' clinics and the effect of patients' unpunctuality [J]. Medical Care, 1964, 2 (3): 133 - 145.

[61] KLASSEN K J, YOOGALINGAM R. Strategies for appointment policy design with patient unpunctuality [J]. Decision Sciences, 2014, 45 (5): 881 - 911.

[62] DENTON B, GUPTA D. A Sequential bounding approach for optimal

appointment scheduling [J]. IIE Transactions, 2003, 35 (11): 1003 - 1016.

[63] ROBINSON L W, CHEN R R. Scheduling doctors' appointments: optimal and empirically - based heuristic policies [J]. IIE Transactions, 2003, 35 (3): 295 - 307.

[64] KAANDORP G C, KOOLE G. Optimal outpatient appointment scheduling [J]. Health Care Management Science, 2007, 10 (3): 217 - 229.

[65] BEGEN M A, LEVI R, QUEYRANNE M. Technical note - a sampling - based approach to appointment scheduling [J]. Operations Research, 2012, 60 (3): 675 - 681.

[66] KONG Q, LEE C Y, TEO C P, et al. Scheduling arrivals to a stochastic service delivery system using copositive cones [J]. Operations Research, 2013, 61 (3): 711 - 726.

[67] MAK H Y, RONG Y, ZHANG J. Appointment scheduling with limited distributional information [J]. Management Science, 2015, 61 (2): 316 - 334.

[68] ERDOGAN S A, DENTON B. Dynamic appointment scheduling of a stochastic server with uncertain demand [J]. Informs Journal on Computing, 2013, 25 (1): 116 - 132.

[69] MEHMET A, QUEYRANNE M. Appointment scheduling with discrete random durations [J]. Mathematics of Operations Research, 2011, 36 (2): 240 - 257.

[70] GE D, WAN G, WANG Z, et al. A note on appointment scheduling with piecewise linear cost functions [J]. Mathematics of Operations Research, 2014, 39 (4): 1244 - 1251.

[71] KLASSEN K J, YOOGALINGAM R. Improving performance in outpatient appointment services with a simulation optimization approach [J]. Production and Operations Management, 2009, 18 (4): 447 - 458.

[72] ANDERSON K, ZHENG B, SANG W Y, et al. An analysis of overlapping appointment scheduling model in an outpatient clinic [J]. Operations Research for Health Care, 2015, 4: 5 - 14.

[73] DENTON B, VIAPIANO J, VOGL A. Optimization of surgery sequencing and scheduling decisions under uncertainty [J]. Health Care Management Science, 2007, 10 (1): 13 -24.

[74] SAREMI A, JULA P, ELMEKKAWY T, et al. Appointment scheduling of outpatient surgical services in a multistage operating room department [J]. International Journal of Production Economics, 2013, 141 (2): 646 -658.

[75] ZHANG Z, XIE X. Simulation - based optimization for surgery appointment scheduling of multiple operating rooms [J]. IIE Transactions, 2015, 47 (9): 998 -1012.

[76] KUO P C, SCHROEDER R A, MAHAFFEY S, et al. Optimization of operating room allocation using linear programming techniques [J]. Journal of the American College of Surgeons, 2003, 197 (6): 889 - 895.

[77] DENTON B T, MILLER A J, BALASUBRAMANIAN H J, et al. Optimal allocation of surgery blocks to operating rooms under uncertainty [J]. Operations Research, 2010, 58 (4): 802 -816.

[78] BATUN S, DENTON B T, HUSCHKA T R, et al. Operating room pooling and parallel surgery processing under uncertainty [J]. Informs Journal on Computing, 2011, 23 (2): 220 -237.

[79] MESKENS N, DUVIVIER D, HANSET A. Multi - objective operating room scheduling considering desiderata of the surgical team [J]. Decision Support Systems, 2013, 55 (2): 650 -659.

[80] CHAPMAN S N, CARMEL J I. Demand/capacity management in health - care: an application of yield management [J]. Health Care Management Review, 1992, 17 (4): 45 -54.

[81] AYVAZ N, HUH W T. Allocation of hospital capacity to multiple types of patients [J]. Journal of Revenue & Pricing Management, 2010, 9 (5): 386 -398.

[82] STANCIU A, VARGAS L, MAY J. A revenue management approach for managing operating room capacity; proceedings of the simulation

conference (WSC), Proceedings of the 2010 Winter, 2010.

[83] VASSILA COPOULOS G. A simulation model for bed allocation to hospital inpatient departments [J]. Simulation, 1985, 45 (5): 233 -241.

[84] GREEN L V, NGUYEN V. Strategies for cutting hospital beds: the impact on patient service [J]. Health Services Research, 2001, 36 (2): 421.

[85] GORUNESCU F, MCCLEAN S I, MILLARD P H, et al. A queueing model for bed - occupancy management and planning of hospitals [J]. Journal of the Operational Research Society, 2002, 53 (1): 19 -24.

[86] BEST T J, SANDKC B, EISENSTEIN D D, et al. Managing hospital inpatient bed capacity through partitioning care into focused wings [J]. Manufacturing & Service Operations Management, 2015, 17 (2): 157 -176.

[87] JONES R. Volatility in bed occupancy for emergency admissions [J]. British Journal of Healthcare Management, 2011, 17 (9): 424 -430.

[88] GREEN L V, SAVIN S, WANG B. Managing patient service in a diagnostic medical facility [J]. Operations Research, 2006, 54 (1): 11 -25.

[89] PATRICK J, PUTERMAN M L, QUEYRANNE M. Dynamic multipriority patient scheduling for a diagnostic resource [J]. Operations Research, 2008, 56 (6): 1507 -1525.

[90] GOCGUN Y, BRESNAHAN B W, GHATE A, et al. A Markov decision process approach to multi - category patient scheduling in a diagnostic facility [J]. Artificial Intelligence in Medicine, 2011, 53 (2): 73 -81.

[91] PEREZ E, NTAIMO L, BAILEY C, et al. Modeling and simulation of nuclear medicine patient service management in DEVS [J]. Simulation, 2010, 86 (8 -9): 481 -501.

[92] PEREZ E, NTAIMO L, WILHELM W E, et al. Patient and resource scheduling of multi - step medical procedures in nuclear medicine [J]. IIE Transactions on Healthcare Systems Engineering, 2011, 1 (3): 168 -184.

[93] THOMAS S J. Capacity and demand models for radiotherapy treatment

machines [J]. Clinical Oncology, 2003, 15 (6): 353 -358.

[94] PROCTOR S, LEHANEY B, REEVES C, et al. Modelling patient flow in a radiotherapy department [J]. OR Insight, 2007, 20 (3): 6 -14.

[95] WERKER G, SAURé A, FRENCH J, et al. The use of discrete - event simulation modelling to improve radiation therapy planning processes [J]. Radiotherapy and Oncology, 2009, 92 (1): 76 -82.

[96] ROSENQUIST C J. Queueing analysis: a useful planning and management technique for radiology [J]. Journal of Medical Systems, 1987, 11 (6): 413 -419.

[97] KAPAMARA T, SHEIBANI K, HAAS O C L, et al. A review of scheduling problems in radiotherapy: the proceedings of the eighteenth international conference on systems engineering [R]. 2006.

[98] PETROVIC S, LEITE - ROCHA P. Constructive approaches to radiotherapy scheduling: the proceedings of the world congress on engineering and computer science [R]. 2008.

[99] CONFORTI D, GUERRIERO F, GUIDO R. Optimization models for radiotherapy patient scheduling [J]. 4OR, 2008, 6 (3): 263 -278.

[100] DAY R W, DEAN M D, GARFINKEL R, et al. Improving patient flow in a hospital through dynamic allocation of cardiac diagnostic testing time slots [J]. Decision Support Systems, 2010, 49 (4): 463 -473.

[101] SAURE A, PATRICK J, TYLDESLEY S, et al. Dynamic multi - appointment patient scheduling for radiation therapy [J]. European Journal of Operational Research, 2012, 223 (2): 573 -584.

[102] BEN - TAL A, NEMIROVSKI A. Selected topics in robust convex optimization [J]. Mathematical Programming, 2008, 112 (1): 125 - 158.

[103] BEN - TAL A, EL G L, NEMIROVSKI A. Robust optimization [M]. Princeton University Press, 2009.

[104] BERTSIMAS D, BROWN D B, CARAMANIS C. Theory and applications of robust optimization [J]. SIAM Review, 2011, 53 (3): 464 -501.

[105] SCARF H, ARROW K J, KARLIN S. A min - max solution of an

inventory problem [J]. Studies in the mathematical theory of inventory and production, 1958, 10: 201 -209.

[106] POPESCU I. Robust Mean - covariance solutions for stochastic optimization [J]. Operations Research, 2007, 55 (1): 98 -112.

[107] KANG S - C. Robust linear optimization using distributional information [D]; Boston University, 2008.

[108] DOAN X V. Optimization under moment, robust, and data - driven models of uncertainty [D]. Massachusetts Institute of Technology, 2010.

[109] BERTSIMAS D, DOAN X V, NATARAJAN K, et al. Models for mini - max stochastic linear optimization problems with risk aversion [J]. Mathematics of Operations Research, 2010, 35 (3): 580 -602.

[110] BECKER A B D. Decomposition methods for large scale stochastic and robust optimization problems [D]. Massachusetts Institute of Technology, 2011.

[111] ZYMLER S, KUHN D, RUSTEM B. Distributionally robust joint chance constraints with second - order moment information [J]. Mathematical Programming, 2013, 137 (1 -2): 167 -198.

[112] DELAGE E. Distributionally robust optimization in context of data - driven problems [D]. Stanford University, 2009.

[113] DELAGE E, YE Y. Distributionally Robust optimization under moment uncertainty with application to data - driven problems [J]. Operations Research, 2010, 58 (3): 595 -612.

[114] BEN - TAL A, BERTSIMAS D, BROWN D B. A soft robust model for optimization under ambiguity [J]. Operations Research, 2010, 58: 1220 -1234.

[115] XU H, CARAMANIS C, MANNOR S. A distributional interpretation of robust optimization [J]. Mathematics of Operations Research, 2012, 37 (1): 95 -110.

[116] GOH J, SIM M. Distributionally robust optimization and its tractable approximations [J]. Operations Research, 2010, 58: 902 -917.

[117] WIESEMANN W, KUHN D, SIM M. Distributionally robust convex

optimization [J]. Operations Research, 2014, 62 (6): 1358 – 1376.

[118] MENG F, QI J, ZHANG M, et al. A robust optimization model for managing elective admission in a public hospital [J]. Operations Research, 2015, 63 (6): 1452 – 1467.

[119] ZHANG M L. Robust Optimization with applications in healthcare operations management [D]. National University of Singapore, 2014.

[120] DENG Y, SHEN S, DENTON B. Chance – constrained surgery planning under uncertain or ambiguous surgery durations [J]. Available at SSRN 2432375, 2015.

[121] HAMMER M, CHAMPY J. Reengineering the corporation: a manifesto for business revolution [J]. Business Horizons, 1993, 36 (5): 90 – 91.

[122] BUZACOTT J A. Commonalities in reengineered business processes: models and issues [J]. Management Science, 1996, 42 (5): 768 – 782.

[123] GILBERT S M, WENG Z K. Incentive effects favor nonconsolidating queues in a service system: The principal – agent perspective [J]. Management Science, 1998, 44: 1662 – 1669.

[124] PINKER E J, SHUMSKY R A. The efficiency – quality trade – off of cross – trained workers [J]. Manufacturing & Service Operations Management, 2000, 2 (1): 32 – 48.

[125] ADIDA E, BRAVO F. Contracts for healthcare referral services: coordination via outcome – based penalty contracts [J]. Management Science, 2018.

[126] 莫钒，李娜，于欣．基于马尔可夫的医疗转诊策略研究 [J]. 工业工程与管理，2014，19 (5)：140 – 146.

[127] LI N, KONG N, LI Q, et al. Evaluation of reverse referral partnership in a tiered hospital system a queuing based approach [J]. International Journal of Production Research, 2017, 55 (19): 5647 – 5663.

[128] LIU X, CAI X, ZHAO R, et al. Mutual referral policy for coordinating health care systems of different scales [J]. International Journal of Production Research, 2015, 53 (24): 7411 – 7433.

[129] 吴文强，冯杰．社区医院与大中型医院双向转诊的演化博弈分析

[J]. 中国卫生事业管理, 2015, 32 (12): 892 - 895.

[130] 阮陆宁, 甘筱青. 双向转诊的关系契约 [J]. 南昌大学学报 (理科版), 2012, 36 (03): 296 - 300.

[131] 陈妍, 周文慧, 华中生, 等. 面向延时敏感患者的转诊系统定价与能力规划 [J]. 管理科学学报, 2015, 18 (4): 73 - 83.

[132] PROPPER C, WILSON D, BURGESS S. Extending choice in english health care: the implications of the economic evidence [J]. Journal of Social Policy, 2006, 35 (4): 537 - 557.

[133] SICILIANI L, HURST J. Tackling excessive waiting times for elective surgery: a comparative analysis of policies in 12 OECD countries [J]. Health Policy, 2005, 72 (2): 201 - 215.

[134] COMMISION OF THE EUROPEAN COMMUNITIES. Office for official publications of the european communities [R]. 2008.

[135] MCKEE M, BELCHER P. Cross border health care in Europe [J]. BMJ, 2008, 337 (7662): 124 - 125.

[136] IVERSEN T. The effect of a private sector on the waiting time in a national health service [J]. Journal of Health Economics, 1997, 16 (4): 381 - 396.

[137] OLIVELLA P. Shifting public - health - sector waiting lists to the private sector [J]. European Journal of Political Economy, 2003, 19 (1): 103 - 132.

[138] XAVIER A. Hospital competition, GP fundholders and waiting times in the UK internal market: the case of elective surgery [J]. International Journal of Health Care Finance and Economics, 2003, 3 (1): 25 - 51.

[139] BREKKE K R, SICILIANI L, STRAUME O R. Competition and waiting times in hospital markets [J]. Journal of Public Economics, 2008, 92 (7): 1607 - 1628.

[140] RINGARD Å, RICO A, HAGEN T P. Expanded patient choice in Norway and the UK, will it succeed: the proceedings of the conference paper presented at the NFF conference [R]. 2005.

[141] DAWSON D, GRAVELLE H, JACOBS R, et al. The effects of expanding

patient choice of provider on waiting times: evidence from a policy experiment [J]. Health Economics, 2007, 16 (2): 113 -128.

[142] HOEL M, SAETHER E M. Public health care with waiting time: the role of supplementary private health care [J]. Journal of Health Economics, 2003, 22 (4): 599 -616.

[143] CANTA C, LEROUX M L. Public and private hospitals, waiting times, and redistribution [J]. Working Paper, 2012.

[144] QIAN Q, GUO P, LINDSEY R. Comparison of subsidy schemes for reducing waiting times in healthcare systems [J]. Production and Operations Management, 2017, 26 (11): 2033 -2049.

[145] CHEN W, ZHANG Z G, HUA Z. Analysis of two - tier public service systems under a government subsidy policy [J]. Computers & Industrial Engineering, 2015, 90: 146 -157.

[146] ANDRITSOS D A, AFLAKI S. Competition and the operational performance of hospitals: the role of hospital objectives [J]. Production and Operations Management, 2015, 24 (11): 1812 -1832.

[147] MCGUIRE T G. Chapter 9 - Physician agency financial support from the National Institute of Mental Health (K05 - MH01263) is gratefully acknowledged. I am grateful to Margarita Alegria, David Cutler, Randy Ellis, Richard Frank, Jacob Glazer, Miriam Hatoum, Hsien - ming Lien, Albert Ma, Joseph Newhouse, and Mark Pauly for their comments [M] //CULYER A J, NEWHOUSE J P. Handbook of Health Economics. Elsevier, 2000: 461 -536.

[148] ALBERT MA C T, RIORDAN M H. Health insurance, moral hazard, and managed care [J]. Journal of Economics & Management Strategy, 2002, 11 (1): 81 -107.

[149] JIANG H, PANG Z, SAVIN S. Performance - based contracts for outpatient medical services [J]. Manufacturing & Service Operations Management, 2012, 14 (4): 654 -669.

[150] LEE D K, ZENIOS S A. An evidence - based incentive system for medicare's end - stage renal disease program [J]. Management Science,

2012, 58 (6): 1092 -2105.

[151] ADIDA E, MAMANI H, NASSIRI S. Bundled payment vs. fee - for - service: impact of payment scheme on performance [J]. Management Science, 2016.

[152] GAYNOR M, GERTLER P. Moral hazard and risk spreading in partnerships [J]. The Rand Journal of Economics, 1995, 591 -613.

[153] HUCKFELDT P J, SOOD N, ESCARCE J J, et al. Effects of medicare payment reform: evidence from the home health interim and prospective payment systems [J]. Journal of Health Economics, 2014, 34: 1 - 18.

[154] DEVLIN R A, SARMA S. Do physician remuneration schemes matter? the case of Canadian family physicians [J]. Journal of Health Economics, 2008, 27 (5): 1168 -1181.

[155] ATA B, KILLALY B L, OLSEN T L, et al. On hospital operations under medicare reimbursement policies [J]. Management Science, 2013, 59 (5): 1027 -1044.

[156] CHALKLEY M, MALCOMSON J M. Cost sharing in health service provision: an empirical assessment of cost savings [J]. Journal of Public Economics, 2002, 84 (2): 219 -249.

[157] SO K C, TANG C S. Modeling the impact of an outcome - oriented reimbursement policy on clinic, patients, and pharmaceutical firms [J]. Management Science, 2000, 46 (7): 875 -892.

[158] ZHANG D J, GURVICH I, VAN MIEGHEM J A, et al. Hospital readmissions reduction program: An economic and operational analysis [J]. Management Science, 2016.

[159] CACHON G P, HARKER P T. Competition and outsourcing with scale economies [J]. Management Science, 2002, 48 (10): 1314 -1333.

[160] ALLON G, FEDERGRUEN A. Outsourcing service processes to a common service provider under price and time competition [J]. 2005.

[161] HOPP W J, IRAVANI S M R, YUEN G Y. Operations systems with discretionary task completion [J]. Management Science, 2007, 53

(1): 61 – 77.

[162] ANAND K S, PAC M F, VEERARAGHAVAN S. Quality – speed conundrum: trade – offs in customer – intensive Services [J]. Management Science, 2011, 57 (1): 40 – 56.

[163] SOOD N, HUCKFELDT P J, GRABOWSKI D C, et al. The effect of prospective payment on admission and treatment policy: evidence from inpatient rehabilitation facilities [J]. Journal of Health Economics, 2013, 32 (5): 965 – 979.

[164] NEMHAUSER G L, WOLSEY L A. Integer and combinatorial optimization [M]. John Wiley & Sons, 1999.

[165] WARDROPE J, DRISCOLL P. Turbulent times [J]. Emergency Medicine Journal, 2003, 20 (2): 116.

[166] KENDALL D G. Stochastic processes occurring in the theory of queues and their analysis by the method of the imbedded markov chain [J]. The Annals of Mathematical Statistics, 1953: 338 – 354.

[167] MA B N W, MARK J W. Approximation of the mean queue length of an M/G/c queueing system [J]. Operations Research, 1995, 43 (1): 158 – 165.

[168] BREUER L. Continuity of the M/G/C queue [J]. Queueing Systems, 2008, 58 (4): 321 – 331.

[169] HOKSTAD P. Approximations for the M/G/M queue [J]. Operations Research, 1978, 26 (3): 510 – 523.

[170] KHAZAEI H, MISIC J, MISIC V B. Modelling of cloud computing centers using M/G/M queues: the proceedings of the 31st international conference on distributed computing systems workshops [R]. 2011.

[171] KHAZAEI H, MISIC J, MISIC V B. Performance analysis of cloud computing centers using M/G/M/M + r queuing systems [J]. Parallel and Distributed Systems, IEEE Transactions on, 2012, 23 (5): 936 – 943.

[172] KIMURA T. Diffusion approximation for an M/G/M queue [J]. Operations Research, 1983, 31 (2): 304 – 321.

[173] LEE A M, LONGTON P A. Queueing processes associated with airline passenger check – in [J]. OR, 1959: 56 – 71.

[174] CHAO X, LIU L, ZHENG S. Resource allocation in multisite service systems with intersite customer flows [J]. Management Science, 2003, 49 (12): 1739 – 1752.

[175] GAUTAM N. Analysis of queues: methods and applications [M]. CRC Press, 2012.

[176] ALLEN A O. Probability, statistics, and queueing theory [M]. Academic Press, 2014.

[177] FENG Z. Health care for 1.4 Billion [J]. Health Affairs, 2018, 37 (2): 333 – 334.

[178] HALL R. Handbook of healthcare system scheduling [M]. Springer US, 2012.

[179] SONG H, TUCKER A L, L. M K. The diseconomies of queue pooling: an empirical investigation of emergency department length of stay [J]. Management Science, 2015, 61 (12): 3032 – 3053.

[180] 周雄伟，张展笑，马本江，等．多渠道医疗门诊挂号的时间策略研究 [J]. 中国管理科学，2018，26 (9)：129 – 140.

[181] SIQUEIRA C L, ARRUDA E F, BAHIENSE L, et al. Long – term integrated surgery room optimization and recovery ward planning, with a case study in the Brazilian National Institute of Traumatology and Orthopedics (INTO) [J]. European Journal of Operational Research, 2018, 264 (3): 870 – 883.

[182] ZHU Z, HEN B H, TEOW K L. Estimating ICU bed capacity using discrete event simulation [J]. International Journal of Health Care Quality Assurance, 2012, 25 (2): 134 – 144.

[183] AYVAZ N, HUH W T. Allocation of hospital capacity to multiple types of patients [J]. Computer Methods & Programs in Biomedicine, 2010, 9 (5): 386 – 398.

[184] 王娟，陈希，赵柳．考虑需求者期望的两阶段医疗服务供需匹配方法 [J]. 中国管理科学，2015，23：132 – 136.

[185] GREEN L V. OM Forum – the vital role of operations analysis in improving healthcare delivery [J]. Manufacturing & Service Operations Management, 2012, 14 (4): 488 –494.

[186] GORUNESCU F, MCCLEAN S I, MILLARD P H. A queueing model for bed – occupancy management and planning of hospitals [J]. Journal of the Operational Research Society, 2002, 53 (1): 19 –24.

[187] KOKANGUL A. A combination of deterministic and stochastic approaches to optimize bed capacity in a hospital unit [J]. Health Affairs, 2008, 90 (1): 56 –65.

[188] COCHRAN J K, ROCHE K. A queuing – based decision support methodology to estimate hospital inpatient bed demand [J]. Journal of the Operational Research Society, 2008, 59 (11): 1471 –1482.

[189] 陈超，朱岩，朱涛，等. 能力分配模型在中国社区医院病房管理中的应用 [J]. 清华大学学报（自然科学版），2010，50（6）：961 –964.

[190] BEST T J, SANDKC B, EISENSTEIN D D, et al. Managing hospital inpatient bed capacity through partitioning care into focused wings [J]. M&SOM, 2015, 2: 157 –176.

[191] HOLM L B, LURåS H, DAHL F A. Improving hospital bed utilisation through simulation and optimisation; with application to 40% increase in patient volume in a norwegian; general hospital [J]. International Journal of Medical Informatics, 2013, 82 (2): 80 –89.

[192] BERK E, MOINZADEH K. The impact of discharge decisions on health care quality [J]. Management Science, 1998, 44 (3): 400 –415.

[193] KUNTZ L, MENNICKEN R, SCHOLTES S. Stress on the ward: Evidence of safety tipping points in hospitals [J]. Management Science, 2015, 61 (4): 754 –777.

[194] 吴晓丹，许荣荣，马秋月，等. 多阶段医疗系统下病人滞留分析与应用 [J]. 系统工程理论与实践，2018，38（3）：634 –642.

[195] KIM S – H, CHAN C W, OLIVARES M, et al. ICU admission control: an empirical study of capacity allocation and its implication on patient outcomes [J]. Management Science, 2015, 61 (1): 19 –38.

[196] BERRY JAEKER J A, TUCKER A L. Past the point of speeding up: the negative effects of workload saturation on efficiency and patient severity [J]. Management Science, 2016, 63 (4): 1042 - 1062.

[197] BHATTACHARJEE P, RAY P K. Patient flow modelling and performance analysis of healthcare delivery processes in hospitals: a review and reflections [J]. Computers & Industrial Engineering, 2014, 78: 299 - 312.

[198] BHAT U N. An introduction to queueing theory: modeling and analysis in applications [M]. Birkhäuser, 2015.

[199] KOCHER K E, MEURER W J, FAZEL R, et al. National trends in use of computed tomography in the emergency department [J]. Annals of Emergency Medicine, 2011, 58 (5): 452 - 462.

[200] BEN - TAL A, HOCHMAN E. Stochastic programs with incomplete information [J]. Operations Research, 1976, 24 (2): 336 - 347.

[201] PERAKIS G, ROELS G. Regret in the newsvendor model with partial information [J]. Operations Research, 2008, 56 (1): 188 - 203.

[202] YIP W, HSIAO W C. The Chinese health system at a crossroads [J]. Health Affairs, 2008, 27 (2): 460 - 468.

[203] POPE B, DESHMUKH A, JOHNSON A, et al. Multilateral contracting and prevention [J]. Health Economics, 2014, 23 (4): 397 - 409.

[204] 计光跃，胡立安，史明秀，等. 上海市某区分级诊疗制度实施现状分析 [J]. 中国卫生资源，2016，19 (4): 315 - 317, 322.

[205] TIROLE J. The theory of industrial organization [M]. MIT press, 1988.

[206] SLOAN F A. Not - for - profit ownership and hospital behavior [J]. Handbook of Health Economics, 2000, 1: 1141 - 1174.

[207] MENG Q, LIU X, SHI J. Comparing the services and quality of private and public clinics in rural China [J]. Health Policy and Planning, 2000, 15 (4): 349 - 356.